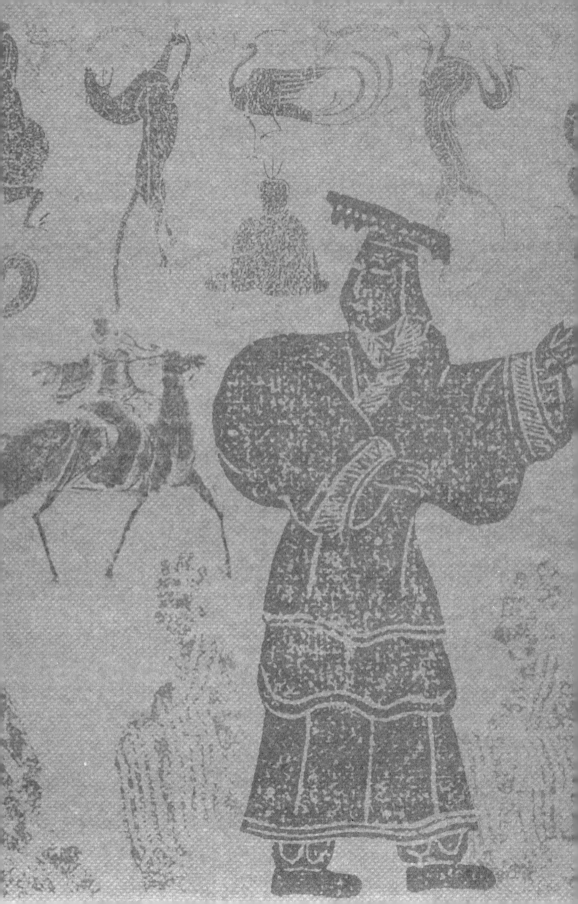

中国古医籍整理丛书

# 医宗备要

## 清·曾鼎 撰

### 陈勇毅 李军伟 校注

中国中医药出版社

·北 京·

图书在版编目（CIP）数据

医宗备要/（清）曾鼎撰；陈勇毅，李军伟校注 . —北京：中国中医药出版社，2015.12

（中国古医籍整理丛书）

ISBN 978 - 7 - 5132 - 3070 - 4

Ⅰ. ①医… Ⅱ. ①曾… ②陈… ③李… Ⅲ. ①脉学 – 中国 – 清代 ②伤寒（中医） – 中国 – 清代 Ⅳ. ①R241.1 ②R254.1

中国版本图书馆 CIP 数据核字（2015）第 317266 号

中 国 中 医 药 出 版 社 出 版
北京市朝阳区北三环东路 28 号易亨大厦 16 层
邮政编码 100013
传真 010 64405750
保定市中画美凯印刷有限公司印刷
各地新华书店经销

＊

开本 710×1000 1/16 印张 8 字数 45 千字
2015 年 12 月第 1 版 2015 年 12 月第 1 次印刷
书 号 ISBN 978 - 7 - 5132 - 3070 - 4

＊

定价 25.00 元
网址 www.cptcm.com

社长热线 010 64405720
购书热线 010 64065415 010 64065413
微信服务号 zgzyycbs
书店网址 csln.net/qksd/
官方微博 http://e.weibo.com/cptcm
淘宝天猫网址 http://zgzyycbs.tmall.com

# 国家中医药管理局
# 中医药古籍保护与利用能力建设项目
## 组织工作委员会

## 项目专家组

| 顾　问 | 马继兴 | 张灿玾 | 李经纬 |
|---|---|---|---|

**组　长**　余瀛鳌

**成　员**
李致忠　钱超尘　段逸山　严世芸　鲁兆麟
郑金生　林端宜　欧阳兵　高文柱　柳长华
王振国　王旭东　崔　蒙　严季澜　黄龙祥
陈勇毅　张志清

## 项目办公室（组织工作委员会办公室）

**主　任**　王振国　王思成

**副主任**　王振宇　刘群峰　陈榕虎　杨振宁　朱毓梅
刘更生　华中健

**成　员**
陈丽娜　邱　岳　王　庆　王　鹏　王春燕
郭瑞华　宋咏梅　周　扬　范　磊　张永泰
罗海鹰　王　爽　王　捷　贺晓路　熊智波

**秘　书**　张丰聪

# 前　言

中医药古籍是传承中华优秀文化的重要载体，也是中医学传承数千年的知识宝库，凝聚着中华民族特有的精神价值、思维方法、生命理论和医疗经验，不仅对于传承中医学术具有重要的历史价值，更是现代中医药科技创新和学术进步的源头和根基。保护和利用好中医药古籍，是弘扬中国优秀传统文化、传承中医学术的必由之路，事关中医药事业发展全局。

1949 年以来，在政府的大力支持和推动下，开展了系统的中医药古籍整理研究。1958 年，国务院科学规划委员会古籍整理出版规划小组在北京成立，负责指导全国的古籍整理出版工作。1982 年，国务院古籍整理出版规划小组召开全国古籍整理出版规划会议，制定了《古籍整理出版规划（1982—1990）》，卫生部先后下达了两批 200 余种中医古籍整理任务，掀起了中医古籍整理研究的新高潮，对中医文化与学术的弘扬、传承和发展，发挥了极其重要的作用，产生了不可估量的深远影响。

2007 年《国务院办公厅关于进一步加强古籍保护工作的意见》明确提出进一步加强古籍整理、出版和研究利用，以及

"保护为主、抢救第一、合理利用、加强管理"的方针。2009年《国务院关于扶持和促进中医药事业发展的若干意见》指出，要"开展中医药古籍普查登记，建立综合信息数据库和珍贵古籍名录，加强整理、出版、研究和利用"。《中医药创新发展规划纲要（2006—2020)》强调继承与创新并重，推动中医药传承与创新发展。

2003～2010年，国家财政多次立项支持中国中医科学院开展针对性中医药古籍抢救保护工作，在中国中医科学院图书馆设立全国唯一的行业古籍保护中心，影印抢救濒危珍本、孤本中医古籍1640余种；整理发布《中国中医古籍总目》；遴选351种孤本收入《中医古籍孤本大全》影印出版；开展了海外中医古籍目录调研和孤本回归工作，收集了11个国家和2个地区137个图书馆的240余种书目，基本摸清流失海外的中医古籍现状，确定国内失传的中医药古籍共有220种，复制出版海外所藏中医药古籍133种。2010年，国家财政部、国家中医药管理局设立"中医药古籍保护与利用能力建设项目"，资助整理400余种中医药古籍，并着眼于加强中医药古籍保护和研究机构建设，培养中医古籍整理研究的后备人才，全面提高中医药古籍保护与利用能力。

在此，国家中医药管理局成立了中医药古籍保护和利用专家组和项目办公室，专家组负责项目指导、咨询、质量把关，项目办公室负责实施过程的统筹协调。专家组成员对古籍整理研究具有丰富的经验，有的专家从事古籍整理研究长达70余年，深知中医药古籍整理研究的重要性、艰巨性与复杂性，履行职责认真务实。专家组从书目确定、版本选择、点校、注释等各方面，为项目实施提供了强有力的专业指导。老一辈专家的学术水平和智慧，是项目成功的重要保证。项目承担单位山东中医药大学、南京中医药大学、上海中医药大学、福建中医药大学、浙江省中医药研究院、陕西省中医药研究院、河南省中医药研究院、辽宁中医药大学、成都中医药大学及所在省市中医药管理部门精心组织，充分发挥区域间互补协作的优势，并得到承担项目出版工作的中国中医药出版社大力配合，全面推进中医药古籍保护与利用网络体系的构建和人才队伍建设，使一批有志于中医学术传承与古籍整理工作的人才凝聚在一起，研究队伍日益壮大，研究水平不断提高。

本着"抢救、保护、发掘、利用"的理念，该项目重点选择近60年未曾出版的重要古医籍，综合考虑所选古籍的保护价值、学术价值和实用价值。400余种中医药古籍涵盖了医经、基础理论、诊法、伤寒金匮、温病、本草、方书、内科、外科、女科、儿科、伤科、眼科、咽喉口齿、针灸推拿、养生、医案医话医论、医史、临证综合等门类，跨越唐、宋、金元、明以迄清末。全部古籍均按照项目办公室组织完成的行业标准《中医古籍整理规范》及《中医药古籍整理细则》进行整理校注，绝大多数中医药古籍是第一次校注出版，一批孤本、稿本、抄本更是首次整理面世。对一些重要学术问题的研究成果，则集中收录于各书的"校注说明"或"校注后记"中。

"既出书又出人"是本项目追求的目标。近年来，中医药古籍整理工作形势严峻，老一辈逐渐退出，新一代普遍存在整理研究古籍的经验不足、专业思想不坚定等问题，使中医古籍整理面临人才流失严重、青黄不接的局面。通过本项目实施，搭建平台，完善机制，培养队伍，提升能力，经过近5年的建设，锻炼了一批优秀人才，老中青三代齐聚一堂，有效地稳定了研究队伍，为中医药古籍整理工作的开展和中医文化与学术的传承提供必备的知识和人才储备。

本项目的实施与《中国古医籍整理丛书》的出版，对于加强中医药古籍文献研究队伍建设、建立古籍研究平台，提高古籍整理水平均具有积极的推动作用，对弘扬我国优秀传统文化，推进中医药继承创新，进一步发挥中医药服务民众的养生保健与防病治病作用将产生深远影响。

第九届、第十届全国人大常委会副委员长许嘉璐先生，国家卫生计生委副主任、国家中医药管理局局长、中华中医药学会会长王国强先生，我国著名医史文献专家、中国中医科学院马继兴先生在百忙之中为丛书作序，我们深表敬意和感谢。

由于参与校注整理工作的人员较多，水平不一，诸多方面尚未臻完善，希望专家、读者不吝赐教。

国家中医药管理局中医药古籍保护与利用能力建设项目办公室
二〇一四年十二月

# 许 序

　　"中医"之名立，迄今不逾百年，所以冠以"中"字者，以别于"洋"与"西"也。慎思之，明辨之，斯名之出，无奈耳，或亦时人不甘泯没而特标其犹在之举也。

　　前此，祖传医术（今世方称为"学"）绵延数千载，救民无数；华夏屡遭时疫，皆仰之以度困厄。中华民族之未如印第安遭染殖民者所携疾病而族灭者，中医之功也。

　　医兴则国兴，国强则医强。百年运衰，岂但国土肢解，五千年文明亦不得全，非遭泯灭，即蒙冤扭曲。西方医学以其捷便速效，始则为传教之利器，继则以"科学"之冕畅行于中华。中医虽为内外所夹击，斥之为蒙昧，为伪医，然四亿同胞衣食不保，得获西医之益者甚寡，中医犹为人民之所赖。虽然，中国医学日益陵替，乃不可免，势使之然也。呜呼！覆巢之下安有完卵？

　　嗣后，国家新生，中医旋即得以重振，与西医并举，探寻结合之路。今也，中华诸多文化，自民俗、礼仪、工艺、戏曲、历史、文学，以至伦理、信仰，皆渐复起，中国医学之兴乃属必然。

迄今中医犹为国家医疗系统之辅，城市尤甚。何哉？盖一则西医赖声、光、电技术而于 20 世纪发展极速，中医则难见其进。二则国人惊羡西医之"立竿见影"，遂以为其事事胜于中医。然西医已自觉将入绝境：其若干医法正负效应相若，甚或负远逾于正；研究医理者，渐知人乃一整体，心、身非如中世纪所认定为二对立物，且人体亦非宇宙之中心，仅为其一小单位，与宇宙万象万物息息相关。认识至此，其已向中国医学之理念"靠拢"矣，虽彼未必知中国医学何如也。唯其不知中国医理何如，纯由其实践而有所悟，益以证中国之认识人体不为伪，亦不为玄虚。然国人知此趋向者，几人？

国医欲再现宋明清高峰，成国中主流医学，则一须继承，一须创新。继承则必深研原典，激清汰浊，复吸纳西医及我藏、蒙、维、回、苗、彝诸民族医术之精华；创新之道，在于今之科技，既用其器，亦参照其道，反思己之医理，审问之，笃行之，深化之，普及之，于普及中认知人体及环境古今之异，以建成当代国医理论。欲达于斯境，或需百年欤？予恐西医既已醒悟，若加力吸收中医精粹，促中医西医深度结合，形成 21 世纪之新医学，届时"制高点"将在何方？国人于此转折之机，能不忧虑而奋力乎？

予所谓深研之原典，非指一二习见之书、千古权威之作；就医界整体言之，所传所承自应为医籍之全部。盖后世名医所著，乃其秉诸前人所述，总结终生行医用药经验所得，自当已成今世、后世之要籍。

盛世修典，信然。盖典籍得修，方可言传言承。虽前此 50 余载已启医籍整理、出版之役，惜旋即中辍。阅 20 载再兴整理、出版之潮，世所罕见之要籍千余部陆续问世，洋洋大观。

今复有"中医药古籍保护与利用能力建设"之工程，集九省市专家，历经五载，董理出版自唐迄清医籍，都400余种，凡中医之基础医理、伤寒、温病及各科诊治、医案医话、推拿本草，俱涵盖之。

噫！璐既知此，能不胜其悦乎？汇集刻印医籍，自古有之，然孰与今世之盛且精也！自今而后，中国医家及患者，得览斯典，当于前人益敬而畏之矣。中华民族之屡经灾难而益蕃，乃至未来之永续，端赖之也，自今以往岂可不后出转精乎？典籍既蜂出矣，余则有望于来者。

谨序。

第九届、十届全国人大常委会副委员长

许嘉璐

二〇一四年冬

# 王 序

中医学是中华民族在长期生产生活实践中，在与疾病作斗争中逐步形成并不断丰富发展的医学科学，是中国古代科学的瑰宝，为中华民族的繁衍昌盛作出了巨大贡献，对世界文明进步产生了积极影响。时至今日，中医学作为我国医学的特色和重要医药卫生资源，与西医学相互补充、相互促进、协调发展，共同担负着维护和促进人民健康的任务，已成为我国医药卫生事业的重要特征和显著优势。

中医药古籍在存世的中华古籍中占有相当重要的比重，不仅是中医学术传承数千年最为重要的知识载体，也是中医为中华民族繁衍昌盛发挥重要作用的历史见证。中医药典籍不仅承载着中医的学术经验，而且蕴含着中华民族优秀的思想文化，凝聚着中华民族的聪明智慧，是祖先留给我们的宝贵物质财富和精神财富。加强对中医药古籍的保护与利用，既是中医学发展的需要，也是传承中华文化的迫切要求，更是历史赋予我们的责任。

2010 年，国家中医药管理局启动了中医药古籍保护与利用能力建设项目。这既是传承中医药的重要工程，也是弘扬优秀民族文化的重要举措，不仅能够全面推进中医药的有效继承和创新发展，为维护人民健康做出贡献，也能够彰显中华民族的璀璨文化，为实现中华民族伟大复兴的中国梦作出贡献。

相信这项工作一定能造福当今，嘉惠后世，福泽绵长。

国家卫生与计划生育委员会副主任

国家中医药管理局局长

中华中医药学会会长

王国施

二〇一四年十二月

# 马 序

　　新中国成立以来，党和国家高度重视中医药事业发展，重视古籍的保护、整理和研究工作。自 1958 年始，国务院先后成立了三届古籍整理出版规划小组，分别由齐燕铭、李一氓、匡亚明担任组长，主持制订了《整理和出版古籍十年规划（1962—1972）》《古籍整理出版规划（1982—1990）》《中国古籍整理出版十年规划和"八五"计划（1991—2000）》等，而第三次规划中医药古籍整理即纳入其中。1982 年 9 月，卫生部下发《1982—1990 年中医古籍整理出版规划》，1983 年 1 月，中医古籍整理出版办公室正式成立，保证了中医古籍整理出版规划的实施。2002 年 2 月，《国家古籍整理出版"十五"（2001—2005）重点规划》经新闻出版署和全国古籍整理出版规划领导小组批准，颁布实施。其后，又陆续制定了国家古籍整理出版"十一五"和"十二五"重点规划。国家财政多次立项支持中国中医科学院开展针对性中医药古籍抢救保护工作，文化部在中国中医科学院图书馆专门设立全国唯一的行业古籍保护中心，国家先后投入中医药古籍保护专项经费超过 3000 万元，影印抢救濒危珍、善、孤本中医古籍 1640 余种，开展了海外中医古籍目录调研和孤本回归工作。2010 年，国家财政部、国家中医药管理局安排国家公共卫生专项资金，设立了"中医药古籍保护与利用能力建设项目"，这是继 1982～1986 年第一批、第二批重要中医药古籍整理之后的又一次大规模古籍整理工程，重点整理新中国成立后未曾出版的重要古籍，目标是形成并普及规范的通行本、传世本。

为保证项目的顺利实施，项目组特别成立了专家组，承担咨询和技术指导，以及古籍出版之前的审定工作。专家组中的许多成员虽逾古稀之年，但老骥伏枥，孜孜不倦，不仅对项目进行宏观指导和质量把关，更重要的是通过古籍整理，以老带新，言传身教，培养一批中医药古籍整理研究的后备人才，促进了中医药古籍保护和研究机构建设，全面提升了我国中医药古籍保护与利用能力。

作为项目组顾问之一，我深感中医药古籍保护、抢救与整理工作的重要性和紧迫性，也深知传承中医药古籍整理经验任重而道远。令人欣慰的是，在项目实施过程中，我看到了老中青三代的紧密衔接，看到了大家的坚持和努力，看到了年轻一代的成长。相信中医药古籍整理工作的将来会越来越好，中医药学的发展会越来越好。

欣喜之余，以是为序。

中国中医科学院研究员

马继兴

二〇一四年十二月

# 校注说明

## 一、作者生平事略

《医宗备要》为清·曾鼎撰。曾鼎（1936—?），字亦峦，号香田，其学宗喻嘉言，专精脉理。著有医书四种：《妇科指归》四卷，《幼科指归》二卷，《痘疹会通》四卷，《医宗备要》三卷。

## 二、版本流传情况

据《中国中医古籍总目》介绍，本书现存版本主要有 8 个：清嘉庆十九年甲戌（1814）南城曾氏忠恕堂刻本；曾氏医书四种之清嘉庆十九年甲戌（1814）南城曾氏忠恕堂刻本；清同治八年己巳（1869）湖北崇文书局刻本；清同治八年己巳（1869）李光明庄状元阁刻本；清同治八年己巳（1869）刻本；清同治刻本；清光绪元年乙亥（1875）湖北崇文书局刻本；1912 年湖北官书处刻本。

经调研与考证，清同治八年己巳（1869）湖北崇文书局刻本（简称"崇文书局本"）虽刊刻时间相对较晚，但刊刻精良，错误较少，故选作底本。清嘉庆十九年甲戌（1814）南城曾氏忠恕堂刻本（简称"忠恕堂本"）成书时间最早，但刊刻错误相对崇文书局本多，故选作主校本。清同治八年己巳（1869）李光明庄状元阁刻本（简称"状元阁本"）成书年代与崇文书局本相同，但版式、字体相差甚殊，选作参校本。此外以《濒湖脉学》《黄帝内经素问》《金陵本本草纲目新校正》等为他校本。

### 三、校注方法

1. 校勘采取"四校"（对校、本校、他校、理校）综合运用的方法，以对校、他校为主，辅以本校，理校则慎用之。

2. 底本与校本文字不一，若明显系底本错讹而校本正确者，则据校本改正或增删底本原文，并出校记；如属校本有误而底本不误者，则不出校；若难以肯定何者为是，但以校本文义较胜而有一定参考价值，或两者文字均有可取需要并存者，则出校记，说明互异之处，但不改动底本原文。

3. 底本中字形属一般笔画之误，如属日、曰混淆，己、巳不分者，予以径改，不出校记。"躁"多处作"燥"，均据文义改，不出校记。

4. 底本中的异体字、古字、俗字，统一以规范字律齐，不出校。如："藏府"改作"脏腑"、"復"改作"复"、"盃"改作"杯"、"鬲"改作"膈"、"耎"改作"软"等。

5. 对难读难认的字，注明读音，采取拼音和直音相结合的方法标明之，即拼音加同音汉字。如无相应的直音，则仅标拼音。

6. 对费解的字和词、成语、典故等，在首见处予以训释。凡重出的，则不重复出注。

7. 本书引用《濒湖脉学》原文，多处措辞表述不同，但文意相同，均遵底本；引文与原文有悖者，均出校记。

8. 全书将繁体字改为简体字，竖排改为横排，并添加现行的标点符号，以利阅读。

9. 原书目录较为简单，考虑底本中原目录不能充分体现正文结构，故结合底本目录，根据文理对目录予以重新整理。

# 何　序

　　治病之切脉，犹治水之辨九河也。九河辨而后疏瀹①决排，各当其可，不至有壅遏冲溃之虞。南城曾香田鼎辑《医宗备要》一书，原本《李濒湖脉学》，并及伤寒大旨与夫岁气风淫等法，掇拾精要，洵医法之权舆也。顾其书刊于嘉庆季年，板已漫漶②多讹脱，余尝往来于吴、越、齐、鲁、燕、赵间，西逾晋岭，南浮粤海，且居系师最久，遍购是书不可得。所到之区，遇号称名医者，与谈脉理，言人之殊，甚有谓脉为四诊之一，非所重者，不知望色、闻声、问症之余，而终之以切脉，犹吾儒于博学审问慎思之后，而极之以明辨也。昨岁来鄂，以是书之有裨于医病两家，爰③属④喻朵庵大令⑤、诸啸笙臬司狱⑥详加校勘，重付剞劂⑦，以广流传。喻、诸二君，能不河汉⑧余言者。世有扁鹊，其人洞见垣一方五脏癥结，夫固可以诊脉为名耳。不然指才及脉，而曰病在是矣，岂非以人之性命为尝试？而医之溺人不尤甚于水之溺人哉！是书其曷⑨可废乎！

同治己巳中秋浙西何国琛序

---

① 疏瀹（yuè 月）：疏浚，疏通。
② 漫漶（huàn 患）：模糊不清。
③ 爰：于是。
④ 属：同"嘱"，嘱托。
⑤ 大令：古时县官多称令，后以大令为对县官的敬称。
⑥ 臬司狱：官职名，提刑按察使司的简称，主要负责刑狱诉讼等事务。
⑦ 剞劂（jī jué 击厥）：雕板，刻印。
⑧ 河汉：比喻浮夸而不可信的空话，指不相信或忽视。
⑨ 曷：怎么。

# 自　序①

古云神圣工巧，切则为巧，世爱以切为四诊之末，不知切乃医之所最重。脉理渊源本《内经》，《灵》《素》十八卷阐发天人之秘旨，盖医必求之脉，斯能通经络、识表里而如见其脏腑。然当世医家别具聪明，若以诊脉为故事，间有有心求脉学者，又苦前人立说纷纭，争论是非，见出歧墙，不得切要者而宗主之。喻君嘉言有云：苦病之毫厘千里，动罹颠踬②，方难凭，脉难凭，师传难凭，而以人之性命为尝试。大抵如斯。李君濒湖，世贯医者也。先世著《四诊发明》八卷，其书不多觏③，而精诣奥室，诚非吾能窥造。濒湖复申绎李言，词简法备，洵④足为医学指南。余于妇幼两科，凡所经验各疾，既已论症辨方，虽不敢自矜⑤为一得，然亦不敢以人之性命为尝试耳。复虑治病之人，岂能剖腹而治，必洞澈脉理而后可，故刊列李君脉学，并及伤寒大旨与岁气风淫等法，撮其要以附刻，以公同好共相宗主。写是为序。

嘉庆十九年岁在甲戌夏月南城香田曾鼎撰

---

① 自序：此序原无，据忠恕堂本补。
② 颠踬（zhì 质）：困顿，挫折。
③ 觏（gòu 够）：遇见。
④ 洵：信实；确实。
⑤ 自矜：自夸，自尊自大。

# 目　录

## 卷　上

## 卷　中

## 卷　下

# 卷　上

## 治病定症务在诊脉为主论

　　古有曰：人不可不知地。又曰：不可不知医。医与地固非易知也，既不易知，何世之言医言地者纷纷如斯耶？大抵言医言地，以活人造福为心者，固不乏人，以糊口谋生计者，亦强半皆是耳。余不敏，浸淫①医学五十余载，凡所诊治之病，虽饮食寝处，未敢斯须去怀，盖推测揣摩，实有无穷之蕴。差毫厘而失千里，此岂学医者之所易知哉！《内经》医之祖也，天地气运，阴阳偏胜，五行生克，五邪六淫之变，七情六郁之由，其精微幽渺，无不包括其中。圣经云：莫见乎隐，莫显乎微②。斯言也，真可谓寿世至宝矣。何图③近日医家竟以《内经》深奥视为畏途，又以汉唐以来诸家各论浩繁而难览，即最后之《医方集解》等书又以为浅近。非苦其深，即苦其繁，复嫌其浅，不知非博无由约，非深不能浅。学医之法已失其趋向，又遑④问其道之能明乎？且夫医之法，尤必以脉为主，

---

　① 浸淫：沉浸。比喻被某种事物深深吸引。
　② 莫见乎隐莫显乎微：极隐秘、极细微之处没有不显现出来的。
　③ 图：预料，料想到。
　④ 遑（huáng 皇）：匆忙不安定的样子。

非脉无以为断。医之诊脉，犹地之点穴，皆有差之毫厘，失之千里者。然欲究明脉理，必先从《内经》参透阴阳，分清至数，因而积年累月，练定指尖，庶几①心手相应。如春时肝脉为主，病果在肝，脉见浮弦，外症虽重，亦属可治。若沉紧则不宜，急数则大属可危。复诊肺脉不克，肾水有生，尚可缓治，有克无生，则万无救也。余皆仿此。其间之表里补泻，以及上从下、下从上、右从左、左从右等法，总不能外乎脉。夫脉既切明，则审脉用药又不可过执古方，亦不可离背古方。如小柴胡汤用猪胆为引，白虎汤用糯米为引，二引之妙，笔难②罄③达。即嘉言以附子黄连泻心汤，仿立肉桂、桃仁、熟军、当归、川羌为通阴汤，其效如神。可见能会其意，亦不妨自我作古。岳武穆云：阵而后战，兵家之常，运用之妙，存乎一心。唯存救人济世为念，虽难知而亦易耳。

## 诊脉轻重之法

为医之道，原立有望、闻、问、切四法。望者望其色，闻者闻其声，问者问其由，此三者言其外像之功，幼科专以此为要。初生气血未定，脏腑未足，脉无形可凭，稍有受病，多因胎气不清，或有风热所闭，乳食不调，转

---

① 庶几：或许可以。

② 难：原作"虽"，据忠恕堂本改。

③ 罄：本义为器中空，引申为尽，用尽。

经蒸变有阻，略行清解自安。是以为芽儿之名，必须兼看惊纹定治，方无差误。至三岁后，略现一指之脉，渐次长成，气血转运，惊纹散开，方有三阴三阳寸关尺之分。动静为脉，盛衰得时，气血相和，平安无恙。偶有外邪，必在脏腑，不切何以知其在阴在阳？气血盛衰，标本强弱，传经分解，必切然后可断。再至男女数满后，病症多端，不可胜言，尤重在切之一法。凡人身外有三停，上中下，一停各有三部；身内左右手，各有脉三部，寸关尺。一部各有三候，阴阳、五行、生死在此为主。切之一法，较望、闻、问三法所关更大矣。近时反以切为无关紧要，不过戏台上开场之锣鼓而已。伤哉！何忍言之！大凡临诊时，令病者仰放一手，不可侧放，侧则至数不清。医者心静气和，左诊右，右诊左，轻轻放定三部，先定关，次定寸，再定尺。一部有三候，轻取一候，按取二候，重按取三候。心指相应，何部何候，相似何脉，会明记定。诊毕，将左右各部各候与外症相符否，再审轻重生克若何，可治与不可治。病重脉轻者，虽重作轻；脉与病俱重者，务宜斟酌。脉病人不病者，一病无救；人病脉不病者，非真病也。脉有侧脉，平按不现者为侧脉，两关常有，左属肝，右属脾，皆因伤气所致。肝脉常现无碍，肝主怒，虽侧可治；脾脉一见多凶，脾主运，有侧难救。一虚一实，难易各殊。寸尺则无侧脉也。右诊左不现，将左指往关外推，其脉必正，再诊其详，诊右亦然。脉有六阳，有六阴，有反关，全在诊脉人心指灵会，通精达微，其妙自出。余数十年孜孜兀兀，略得脉理之藩篱①，今老矣，无能为也，每念及此，尤觉茫乎而莫知畔岸②，惟叹年有限而心余，因谬陈数言，冀后贤君子用存采择，或者爨下之桐③亦可见赏于知音。幸甚！幸甚！

## 妇科脉不同治

左手寸脉洪主心中有怒气，关脉洪主心中有冷气，尺脉洪主不孤眠。左手脉数大主孕有思，尺脉小如线主作胀。右手寸脉洪主上焦有火，咳嗽、痰多、发热；关脉洪主冷气作痛；尺脉洪主有孕，尺脉小主子宫冷。两手一般洪缓而利主寿高。六脉俱小如线主胃弱、腰痛、脑晕、血败。

六脉洪大浮弦主风气。

左手洪大是男胎，右手弦洪是女孕。两尺俱大分男共女，命门滑实主有孕。

女人除此并胎前产后，余者与男同。男左宜洪，右宜弱，主大利；女右宜洪，左宜弱，主大利。男主气，女主

① 藩篱：原指用竹木编成的篱笆或栅栏，比喻界域，境界。

② 畔岸：边际，范围。

③ 爨（cuàn 窜）下之桐：即"爨桐"。爨，炉灶；桐，梧桐。爨下之桐谓焚烧桐木为炊，喻指遭毁弃的良材。《搜神记》卷十三："吴人有烧桐以爨者，邕（蔡邕）闻火烈声，曰：'此良材也。'因请之，削以为琴，果有美音。"

医宗备要

四

血，妇人切不宜偏补气。

再妇人临产之时，两手六脉俱不见，须从其两中指指尖下些处，用两指侧捻。捻得有脉，则真产矣，否则产时尚早，切忌惊忙。此条已分列产论，恐阅者忽略，故复记之。

## 诊妇人并胎前产后分辨宜与不宜

| 宜清不宜浊 | 宜缓不宜急 | 宜厚不宜薄 | 宜静不宜躁 |
|---|---|---|---|
| 宜调不宜散 | 宜疏不宜紧 | 春夏宜旺 | 秋冬宜弱 |
| 少年宜旺 | 老年宜弱 | 初病宜旺 | 久病宜弱 |
| 男人宜左旺 | 女人宜右旺 | 胎前宜旺 | 产后宜弱 |
| 气盛血不宜 | 血胜气不宜 | 阳无阴不宜 | 阴无阳不宜 |
| 阴阳变不宜 | 气血乱不宜 | 酒后不宜诊 | 饭后不宜诊 |
| 奔走不宜诊 | 怒盛不宜诊 | | |

以上二十六条，凡初诊者，务先审其宜与不宜。轻则可治，重则难救，即有可治者，非斟酌尽善，恐难察明。

## 濒湖脉学①

**浮** 阳

浮脉，举之有余，按之不足《脉经》。如风吹鸟背上毛，厌厌聂聂轻泛貌。如循榆荚《素问》。如水漂木崔氏。如捻葱叶黎氏。

---

① 濒湖脉学：忠恕堂本此后有"南城曾鼎香田重梓"八字。

浮脉法天，有轻清在上之象。在卦为乾，在时为秋，在人为肺，又谓之毛。太过则中坚旁虚，如循鸡羽，病在外也；不及则气来毛微，病在中也。《脉诀》言：寻之如太过，乃浮兼洪紧之象，非浮也。

**体状诗**　浮脉惟从肉上行，如循榆荚似毛轻。三秋得令知无恙，久病逢之却可惊。

**相类诗**　浮如木在水中浮，浮大中空乃是芤。拍拍而浮是洪脉，来时虽盛去悠悠。浮脉轻平似捻葱，虚来迟大豁然空。浮而柔细方为濡，散是杨花无定踪。

<small>浮而有力为洪，浮而迟大为虚，虚甚则散，浮而中空①为芤，浮而柔细为濡。</small>

**主病诗**　脉浮为阳表病居，迟风数热紧寒拘。浮而有力多风热，无力而浮是血虚。寸浮头痛眩生风，或有风痰聚在胸。关上土衰兼木旺，尺中溲便不流通。

<small>脉浮主表，有力表实，无力表虚。浮迟中风，浮数风热，浮紧风寒，浮缓风湿，浮虚伤暑，浮芤失血，浮洪虚热，浮散劳极。</small>

## 沉　<small>阴</small>

沉脉，重手按至筋骨乃得《脉经》。如绵裹砂，内刚外柔杨氏。如石投水，必极其底。

沉脉法地，有渊泉在下之象。在卦为坎，在时为冬，在人为肾。又谓之石，亦曰营。太过则如弹石，按之益坚，病在外也。不及则气来虚微，去如数者，病在中也。

---

① 中空：《濒湖脉学》作"无力"。

《脉诀》言缓度三关，状如烂绵者，非也。沉有缓数及各部之沉，烂绵乃弱脉，非沉脉也。

**体状诗** 水行润下脉来沉，筋骨之间软滑匀。女子寸兮男子尺，四时如此号为平。

**相类诗** 沉帮筋骨自调匀，伏则推筋着骨寻。沉细如绵真弱脉，弦长实大是牢形。

沉行筋间，伏行骨上，牢大有力，弱细无力。

**主病诗** 沉潜水蓄阴经病，数热迟寒滑有痰。无力而沉虚与气，沉而有力积并寒。寸沉痰郁水停胸，关主中寒痛不通。尺部浊遗并泄痢，肾虚腰及下元癀。

沉脉主里，有力里实，无力里虚。沉则为气，又主水蓄。沉迟痼冷，沉数内热，沉滑痰食，沉涩气郁，沉弱寒热，沉缓寒湿，沉紧冷痛，沉牢冷积。

**迟** 阴

迟脉，一息三至，去来极慢《脉经》。

迟为阳不胜阴，故脉来不及。《脉诀》言重手乃得，是有沉无浮。一息三至，甚为易见。而曰隐隐、曰状且难，是涩脉矣，其谬可知。

**体状诗** 迟来一息至惟三，阳不胜阴气血寒。但把浮沉分表里，消阴须益火之原。

**相类诗** 脉来三至号为迟，小快于迟作缓持。迟细而难知是涩，浮而迟大以虚推。

三至为迟，有力为缓，无力为涩，有止为结，迟甚为败，浮大而软为虚。黎氏曰：迟小而实，缓大而慢。迟为阴盛阳衰，缓为卫盛营弱，宜别之。

**主病诗** 迟司脏病或多痰，沉痼癥瘕仔细看。有力而迟为冷痛，迟而无力定虚寒。寸迟必是上焦寒，关主中寒痛不堪。尺是肾虚脚腰重，溲便不禁疝牵丸。

迟脉主脏，有力冷痛，无力虚寒。浮迟表寒，沉迟里寒。

**数** 阳

数脉，一息六至《脉经》。脉流薄疾《素问》。

数为阴不胜阳，故脉来太过。浮、沉、迟、数，脉之纲领。《素问》《脉经》皆为正脉。《脉诀》立七表八里，遗数脉，止歌于心脏，其妄甚矣。

**体状诗** 数来息间常六至，阴微阳盛必狂烦。浮沉表里分虚实，惟有儿童作吉看。

**相类诗** 数比平人多一至，紧来如数似弹绳。数而时止名为促，数见关中动脉形。

数而弦急为紧，流利为滑，数而有止为促，数甚为疾①，数见关中为动。

**主病诗** 数脉为阳热可知，只将君相火来医。实宜凉泻虚温补，肺病秋深却畏之。寸数咽喉口舌疮，吐红咳嗽肺生疡。当关胃火并肝火，尺属滋阴降火汤。

数脉主腑，有力实火，无力虚火。浮数表热，沉数里热，气口数实肺痈，数虚肺痿。

---

① 疾：原作"极"，据《濒湖脉学》改。

**滑** 阳中阴

滑脉，往来前却，流利展转①，替替然②如珠之应指《脉经》，漉漉如欲脱。

滑为阴气有余，故脉往来流利如水。脉者，血之府也。血盛则脉滑，故肾脉宜之；气盛则脉涩，故肺脉宜之。《脉诀》云：按之即伏，三关如珠，不进不退。是不分浮滑、沉滑、尺寸之滑也，今正之。

**体状相类诗** 滑脉如珠替替然，往来流利却前还。莫将滑数为同类，数脉惟看至数间。滑则如珠，数则六至。

**主病诗** 滑脉为阳元气衰，痰生百病食生灾。上为吐逆下蓄血，女脉调时自③有胎。寸滑膈痰生呕吐，吞酸舌强或咳嗽。当关宿食肝脾热，渴痢癫淋尺部看。

滑主痰饮，浮滑风痰，沉滑食痰，滑数痰火，滑短宿食。

《脉诀》云：关滑胃寒，尺滑脐似冰④。与《脉经》言"关滑胃热，尺滑血蓄，妇人经病"之旨相反，其谬如此。

**涩** 阴

涩脉，细而迟，往来极难，短且散，或一止复来《脉经》。参伍不调《素问》。如轻刀刮竹《脉诀》。如雨沾沙通真子。如病蚕食桑叶。

---

① 往来前却流利展转：原作"往来却流利展展"，据《濒湖脉学》改。
② 替替然：叠音词，形容连续不断。
③ 自：《濒湖脉学》作"定"。
④ 冰：原作"水"，据《濒湖脉学》改。

涩为阳气有余，气甚则血少，故脉来蹇涩，而肺宜之。《脉诀》言：指下寻之似有，举之全无。与《脉经》所言绝不相干。

**体状诗** 细迟短涩往来难，散止依稀应指间。如雨沾沙容易散，病蚕食叶慢而艰。

**相类诗** 参伍不调名曰涩，轻刀刮①竹短而难。微似秒芒微软甚，浮沉不别②有无间。

细迟短散，时一止曰涩。极细而软，重按而绝曰微。浮而柔细为濡，沉而柔细曰弱。

**主病诗** 涩缘血少或伤精，反胃亡阳汗雨淋。寒湿入营为血痹，女人非孕即无经。寸涩心虚痛对胸，胃虚胁胀察关中。尺为精血俱伤候，阳结溲淋或下红。

男子涩，精伤之病③。女子有孕为胎病，无孕为败血。杜光庭曰：涩脉独见尺中，形散④同代为死脉。

**虚** 阴

虚脉，迟大而软，按之无力，隐指豁豁然空《脉经》。

崔紫虚云：形大力薄，其虚可知。《脉诀》言：寻之不足，举之有余。止言浮脉，不见虚状。杨仁斋言：状似柳絮，散漫⑤而迟。滑氏曰：散大而软。皆是散脉，非虚

① 刮：原作"刳"，据《濒湖脉学》改。
② 别：原作"利"，据《濒湖脉学》改。
③ 男子涩精伤之病：《濒湖脉学》作"涩主血少精伤之病"。
④ 散：原脱，据《濒湖脉学》补。
⑤ 漫：原作"慢"，据《濒湖脉学》改。

脉也。

**体状相类诗** 举之迟大按之松，脉状无涯类谷空。莫把芤虚为一例，芤来浮大似慈葱。

虚脉浮大①而迟，按之无力。芤脉浮大，按之中空。芤为脱血，虚为血虚。浮散二脉见浮脉。

**主病诗** 脉虚身热为伤暑，自汗怔忡惊悸多。发热阴虚须早治，养营益气莫蹉跎。血不荣心寸口虚，关中腹胀食难舒。骨蒸痿痹伤精血，却在神门两部居。

经曰：血虚脉虚。曰：气来虚微为不及，病在内。曰：久病脉虚者死。

**实** 阳

实脉，浮沉皆得，脉大而长微弦，应指愊愊坚实貌然《脉经》。

《脉诀》言：如绳应指来乃紧，非实脉也。

**体状诗** 浮沉皆得大而长，应指无虚愊愊强。热蕴三焦成壮火，通肠发汗始安康。

**相类诗** 实脉浮沉有力强，紧如弹索转无常。须知牢脉帮筋骨，实大微弦更带长。

浮沉有力为实，弦急弹指为紧，沉而实大，微弦而长为牢。

**主病诗** 实脉为阳火郁成，发狂谵语吐频频。或为阳毒或伤食，大便不通或气疼。寸实应知面热风，咽痛舌强气填胸。当关脾热中宫满，尺实腰肠痛不通。

---

① 大：原脱，据《濒湖脉学》补。

经曰：血实脉实。曰：脉实者，水谷为病。曰：气来实强是谓太过。《脉诀》言尺实小便不禁，与《脉经》尺实小腹痛、小便难之说何反？洁古不知其谬，决为虚寒，药用姜、附，则愈误矣。

## 长 阳

长脉，不大不小，迢迢自若朱氏。如循长竿末梢，为平；如引绳，如循长竿，为病《素问》。

长有三部之长。一部之长，在时为春，在人为肝；心脉长，神强气壮；肾脉长，蒂固根深。经曰：长则气治。皆言平脉也。

**体状相类诗** 过于本位脉名长，弦则非然但满张，弦脉与长争较远，良工尺度自能量。实、牢、弦、紧，皆兼长脉。

**主病诗** 长脉迢迢大小匀，反常为病似牵绳。若非阳毒癫痫病，即是阳明热势深。长主有余之病。

## 短 阴

短脉，不及本位《脉诀》。应指而回，不能满部《脉经》。

戴同父云：短脉只见尺寸，若关中见短，上不通寸，下不通尺，是阴阳绝脉，必死矣，故关不诊短也。

黎居士云：长短未有定体，诸脉举按之时①，过于本位者为长，不及本位者为短。长脉属肝宜于春，短脉属肺

---

① 时：原作"附"，据《濒湖脉学》改。

宜于秋。但诊肝肺，长短自见。

**体状相类诗** 两头缩缩名为短，涩短迟迟细且难。短涩而浮秋喜见，三春为贼有邪干。涩、微、动、结，皆兼短脉。

**主病诗** 短脉惟于尺寸寻，短而滑数酒伤神。浮为血涩沉为痞，寸主头疼尺腹疼。经曰：短则气病，短主不及之病。

**洪** 阳 大脉即是洪脉①

洪脉，指下极大《脉经》。来盛去衰《素问》。来大去长通真子。

洪脉在卦为离，在时为夏，在人为心。《素问》谓之大，亦曰钩。滑氏云：来盛去衰，如钩之曲，上而复下。应血脉来去之象，象万物敷布下垂之象。詹炎举言：如环珠者，非。《脉诀》云：季夏宜之，秋季、冬季、发汗、通肠，俱非洪脉所宜，盖谬矣哉！

**体状诗** 脉来洪盛去还衰，满指滔滔应夏时。若在春秋冬月分，升阳散火莫狐疑。

**相类诗** 洪脉来时拍拍然，去衰来盛似波澜。欲知实脉参差处，举按弦长愊愊坚。洪而有力为实，实而无力为洪。

**主病诗** 洪脉阳盛血应虚，相火炎炎热病居。胀满胃翻须早治，阴虚泄痢可愁如。寸洪心火上焦炎，肺脉洪时金不堪。肝火胃虚关内察，肾虚阴火尺中看。

洪主阳盛阴衰之病，泄痢、失血之症皆②忌之。故经

---

① 大脉即是洪脉：《濒湖脉学》无此六字。
② 之症皆：《濒湖脉学》作"久嗽者"。

云：形瘦脉大多气者死。曰：脉大则病进。

**微**　阴

微脉，极细而软，按之如欲绝，若有若无《脉经》。细而稍长戴氏。

《素问》谓之小。气血微则脉微。

**体状相类诗**　微脉轻微瞥瞥①乎，按之欲绝有如无。微为阳弱细阴弱，细比于微略较粗。

轻诊即见，重按欲绝者，微也。往来如线而常有者，细也。仲景云：脉瞥瞥如羹上肥者，阳气微；萦萦如蚕丝细者，阴气衰。长病得之死，猝病得之生。如有若无，欲绝非绝②。

**主病诗**　气血微兮脉亦微，恶寒发热汗淋漓。男子劳极诸虚候，女子崩中带下医。寸微气促或心惊，关脉微时胀满形。尺部见之精血弱，恶寒消瘅痛呻吟。

微主久虚血弱之病，阳微恶寒，阴微发热。《脉诀》言：崩中日久为白带，滑下多时骨亦枯③。

**紧**　阳

紧脉，来往有力，左右弹人手《素问》。如转索无常仲景。数如切绳《脉经》。如纫箄线丹溪。

紧乃热为寒束之脉，故急数如此，要有神气。《素问》

---

① 瞥瞥：形容飘忽浮动。

② 如有若无欲绝非绝：《濒湖脉学》无此八字。

③ 滑下多时骨亦枯：《濒湖脉学》作"漏下多时骨髓枯"。

谓之急。《脉诀》言：寥寥入尺来。崔氏言：如线，皆非紧状。或以浮紧为弦，沉紧为牢，亦近似耳。

**体状诗**　举如转索切如绳，脉象因之得紧名。总是寒邪来作寇，内为腹痛外身疼。

**相类诗**　见弦、实。

**主病诗**　紧为诸痛主于寒，喘咳风痫吐冷痰。浮紧表寒须发越，紧沉温散自然安。寸紧人迎气口分，当关心腹痛沉沉。尺中有紧为阴冷，定是奔豚与疝疼。

诸紧为寒为痛，人迎紧盛伤于寒，气口紧盛伤于食，尺紧痛居其腹，沉乃疾在其腰①。中恶浮紧、咳嗽沉紧，皆主死。

**缓**　阴

缓脉，去来小快于迟《脉经》。一息四至戴氏。如丝在经，不卷其轴，应指和缓，往来甚匀张太素。如初春杨柳舞风之象杨玄操。如微风轻飐柳梢滑氏。

缓脉在卦为坤，在时为四季，在人为脾。阳寸阴尺，上下同等。浮大而软，无有偏胜者，平脉也。若非其时，即为有病。缓而和匀，不浮不沉，不疾不徐，不微不弱者，即为胃气。故杜光庭云：欲知死期何以取，古贤推定五般土。阳土须知不遇阴，阴土遇阴当细数。详《玉函经》。

---

① 腰：《濒湖脉学》作"腹"。

**体状诗** 缓脉阿阿四至通，柳梢袅袅飐轻风。欲从脉里求神气，只在从容和缓中。

**相类诗** 见迟脉。

**主病诗** 缓脉营衰卫有余，或风或湿或脾虚。上为项强下痿痹，分别浮沉大小区。寸缓风邪项背拘，关为风湿①胃家虚。神门濡泄或风秘，或是蹒跚足力迂。

> 浮缓为风，沉缓为湿，缓大风虚，缓细湿痹，缓涩脾虚，缓弱气虚。

《脉诀》云：缓主脾热口臭，反胃齿痛，梦鬼之病。出自杜撰，与缓脉无关。

### 芤 阳中阴

芤脉，浮大而软，按之中央空，两边实《脉经》。中空外实，状如慈葱。

芤，慈葱也。《素问》无芤名。刘三点云：芤脉何似？绝类慈葱，指下成窟，有边无中。戴同父云：营行脉中，脉以血为形，芤脉中空，脱血之象也。《脉经》云：三部脉芤，长病得之生，猝病得之死。《脉诀》言：两头有，中间无，是脉断截矣。又言：主淋漓、气入小肠，与失血之候相反，误世不小。

**体状诗** 芤脉浮大软如葱，按之旁有中央空。火犯阳经血上溢，热侵阴络下流红。

**相类诗** 中空旁实乃为芤，浮大而迟虚脉呼。芤更带

---

① 湿：《濒湖脉学》作"眩"。

弦名曰革，血亡芤革血虚虚。

**主病诗**　寸芤积血在于胸，关内逢芤肠胃痈。尺部见之多下血，赤淋红痢漏崩中。

**弦**　<sub>阳中阴</sub>

弦脉，端直以长《素问》。如张弓弦《脉经》。按之不移，绰绰如按琴瑟弦<sub>巢氏</sub>。状若筝弦《脉诀》。从中直过，挺然指下《刊误》。

弦脉在卦为震，在时为春，在人为肝。轻虚以滑者平，实滑如循长竿者病，劲急如新张弓弦者死。池氏曰：弦紧而数劲为太过，弦紧而细为不及。戴同父云：弦而软，其病轻；弦而硬，其病重。《脉诀》言：时时带数。又言：脉紧状绳牵。皆非弦象，今削之。

**体状诗**　弦脉迢迢端直长，肝经木旺土应伤。怒气满胸常欲叫，翳蒙瞳子泪淋浪。

**相类诗**　弦来端直似丝弦，紧则如绳左右弹。紧言其力弦言象，牢脉弦长沉伏间。<sub>又见长脉。</sub>

**主病诗**　弦应东方肝胆经，饮痰寒热疟缠身。浮沉迟数须分别，大小单双有重轻。寸弦头痛膈多痰，寒热癥瘕察左关。关右胃寒心腹痛，尺中阴疝脚拘挛。

弦为木盛之病。浮弦支饮外溢，沉弦悬饮内痛。疟脉自弦。弦数多热，弦迟多寒。弦大主虚，弦细拘急。阳弦头痛，阴弦腹痛。单弦饮癖，双弦寒痼。若不食者，谓木来克土，土已负矣，必不可治也。

**革** 阴

革脉，弦而芤<sub>仲景</sub>。如按鼓皮<sub>丹溪</sub>。

仲景曰：弦则为寒，芤则为虚，虚寒相抟，此名曰革。男子亡血失精，女子半产漏下。《脉经》云：三部脉革，长病得之死，猝病得之生。时珍曰：此即芤弦二脉相合，故主失血之候。诸家脉书，皆以为牢脉，故或有革无牢，有牢无革，混淆不一。不知革浮牢沉，革虚牢实，形证相异也。又按：《甲乙经》曰：浑浑革革，至如涌泉，病进而危；弊弊绰绰，其去如弦绝者死。谓脉来浑浊革变，急如涌泉，出而不反也。王贶<sup>①</sup>以为溢脉，与此不同。

**体状主病诗** 革脉形如按鼓皮，芤弦相合脉寒虚。女人半产并崩漏，男子营虚或梦遗。

**相类诗** 见牢、芤。

**牢** 阴中阳

牢脉，似沉似伏，实大而长，微弦《脉经》。

扁鹊曰：牢而长者，肝也。仲景曰：寒则牢坚，有牢固之象。沈氏曰：似沉似伏，牢之位<sup>②</sup>也；实大弦长，牢之体也。《脉诀》不言形状，但言寻之则无，按之则有。云：脉入皮肤辨息难，又以牢为死脉，皆孟浪谬误。

**体状相类诗** 弦长实大脉牢坚，牢位常居沉伏间。革

---

① 王贶（kuàng 况）：宋代医家，著《全生指迷方》。
② 位：原作"谓"，据《濒湖脉学》改。

脉芤弦自浮起，革虚牢实要详看。

**主病诗** 寒则牢坚里有余，腹心寒痛木乘脾。疝癥癥瘕何愁也，失血阴虚却忌之。

牢主寒实之病，木实则为痛。扁鹊云：软为虚，牢为实。失血者，脉宜沉细，反浮大而牢者死，虚病见实脉也。《脉诀》言：骨间疼痛，气居于表。池氏以为肾传于脾。皆谬妄不经。

**濡** 阴 亦音软，其义与"软"同。

濡脉，极软而浮细，如绵在水中，轻手相得，按之无有《脉经》。如水上浮沤。

绵浮在水中，重手按之，随手而没之象。《脉诀》言：按之似有举还无。是微脉，非濡脉也。

**体状诗** 濡形浮细按须轻，水面浮绵力不禁。病后产中犹有药，平人若见是无根。

**相类诗** 浮而柔细知为濡，沉细而柔作弱持。微则浮微如欲绝，细来沉细近于微。

浮细如绵曰濡，沉细如绵曰弱。浮而极细欲绝曰微，沉而极细不断曰细。

**主病诗** 濡为亡血阴虚病，髓海丹田暗已亏。汗雨夜来蒸入骨，血海①崩倒湿侵脾。寸濡阳微自汗多，关中其奈气虚何。尺伤精血虚寒甚，温补真阴可起疴。

---

① 血海：《濒湖脉学》作"血山"。

濡主血虚之病，又为伤湿①。

**弱** 阴

弱脉，极软而沉细，按之乃得，举手无有《脉经》。

弱乃濡之沉者。《脉诀》言：轻手乃得。黎氏譬如浮沤，皆是濡脉，非弱脉也。《素问》曰：脉弱以滑，是为胃气；脉弱以涩，是为久病。病后老弱见之顺，平人少年见之逆。

**体状诗** 弱来无力按之柔，柔细而沉不见浮。阳陷入阴精血弱，白头犹可少年愁。

**相类诗** 见濡脉。

**主病诗** 弱脉阴虚阳气衰，恶寒发热骨筋痿。多惊多汗精神减，益气调营急早医。寸弱阳虚病可知，关为胃弱与脾衰。欲求阳陷阴虚病，须把神门两部推。

弱主气虚之病。仲景曰：阳陷入阴，故恶寒发热。又云：弱主筋，沉主骨，阳浮阴弱，血虚筋急。柳氏曰：气虚则脉弱，寸弱阳虚，尺弱阴虚，关弱胃虚。

**散** 阴

散脉，大而散，有表无里《脉经》。涣漫不收崔氏。无统纪，无拘束，至数不齐。或来多去少，或去多来少。涣散不收，如杨花散漫之象柳氏②。

戴同父曰：心脉浮大而散，肺脉短涩而散，平脉也。

---

① 濡主血虚……为伤湿：原脱，据《濒湖脉学》补。

② 柳氏：原脱，据《濒湖脉学》补。

心脉软散，怔忡；肺脉软散，汗出；肝脉软散，溢饮；脾脉软散，胕肿，病脉也。肾脉软散、诸病脉代散，死脉也。《难经》曰：散脉独见则危。柳氏云：散为气血俱虚，根本脱离之脉，产妇得之生，孕妇得之堕。

**体状诗** 散似①杨花散漫飞，去来无定至难齐。产为生兆胎为堕，久病逢之不必医。

**相类诗** 散脉无拘散漫然，濡来浮细水中绵。浮而迟大为虚脉，芤脉中空有两边。

**主病诗** 左寸怔忡右寸汗，溢饮左关应软散。右关软散胕胕肿，散居两尺魂应断。

**细** 阴

细脉，小于微而常有，细直而软，若丝线之应指《脉经》。

《素问》谓之小。王启玄言：如莠蓬，状其柔细也。《脉诀》云：往来极微，是微反大于细也，与经旨相背。

**体状诗** 细来累累②细如丝，应指沉沉无绝期。春夏少年俱不利，秋冬老弱却相宜。

**相类诗** 见微、濡。

**主病诗** 细脉萦萦血气衰，诸虚劳损七情乖。若非湿气侵腰肾，即是伤精汗泄来。寸细应知呕吐频，入关腹胀胃虚形。尺逢定是丹田冷，泄痢遗精号脱阴。

---

① 似：原作"是"，据《濒湖脉学》改。
② 累累：连续不断。

《脉经》云：细为血少气衰。有此证则顺，否则逆。故吐衄得沉细者生。忧劳过度者，脉亦细。

**伏** 阴

伏脉，重按着骨，指下裁动《脉经》。脉行筋下《刊误》。

《脉诀》言：寻之似有，定息全无，殊为舛谬。

**体状诗** 伏脉推筋着骨寻，指间裁动隐然深。伤寒欲汗阳将解，厥逆脐疼证属阴。

**相类诗** 见沉脉。

**主病诗** 伏为霍乱吐频频，腹痛多缘宿食停。蓄饮老痰成积聚，散寒温里莫因循。食郁胸中双寸伏，欲吐不吐常兀兀。当关腹痛困沉沉，关后疝疼还破腹。

伤寒，一手脉伏曰单伏，两手脉伏曰双伏。不可以阳证见阴脉为诊。乃火邪内郁，不可发越，阳极似阴，故脉伏，必有大汗而解。正如久旱将雨，六合阴晦，雨后庶物皆苏之义。又如夹阴伤寒邪，先有伏阴在内，外复感寒邪，阴盛阳衰，四肢厥逆，六脉沉伏，须投姜附及灸关元，脉乃复出也。若太溪、冲阳皆无脉者，主必死。《脉诀》言：徐徐发汗。洁古乃云：以附子细辛麻黄汤主之。此皆非也。刘元宾曰：伏脉不可发汗耳！

**动** 阴阳相抟①

动乃数脉见于关，上下无头尾，如豆大，厥厥动摇。

---

① 阴阳相抟：忠恕堂本、状元阁本均作"阴"，《濒湖脉学》作"阳"。

仲景曰：阴阳相抟名曰动，阳动则汗出，阴动则发热，形冷恶寒，此三焦伤也。成无己云：阴阳相抟，则虚者动。故阳虚则阳动，阴虚则阴动。庞安常云：关前三分为阳，后三分为阴，关位半阴半阳，故动随虚见。《脉诀》言：寻之似有，举之还无，不离其处，不往不来，三关沉沉。含糊谬妄，殊非动脉。詹氏曰：其形鼓动如钩、如毛者，尤谬。

**体状诗** 动脉摇摇数在关，无头无尾豆形团。其原本是阴阳抟，虚者摇兮胜者安。

**主病诗** 动脉专司痛与惊，汗因阳动热因阴。或为泄痢拘挛病，男子亡精女子崩。

仲景曰：动则为痛为惊。《素问》曰：阴虚阳抟谓之崩。又曰：妇人手少阴动甚者，妊子也。

**促** 阳

促脉，来去数，时一止复来《脉经》。如蹶之趋，徐疾不常黎氏。

《脉经》但言数而止为促。《脉诀》乃言：并居寸口，不言时止者，谬矣。数止为促，缓止为结，何独寸口哉！

**体状诗** 促脉数而时一止，此为阳极欲亡阴。三焦郁火炎炎盛，进必无生退可生。

**相类诗** 见代脉。

**主病诗** 促脉惟将火病医，其因有五细推之。时时喘嗽①皆痰积，或发狂斑与毒疽。

促主阳盛之病。促、结之脉②，皆有气、血、痰、饮、食五者之别。一有留滞，则脉必见止也。

**结** 阴

结脉，往来缓，时一止复来《脉经》。

《脉诀》言：或来或去，聚而却还。与结无关。仲景言：累累如循长竿曰阴结，蔼蔼③如车盖曰阳结。《脉经》又有如麻子动摇，旋引旋收，聚散不常者曰结，主死。此三脉，名同实异也。

**体状诗** 结脉缓而时一止，独阴偏盛欲亡阳。浮为气滞沉为积，汗下分明在主张。

**相类诗** 见代脉。

**主病诗** 结脉皆因气血凝，老痰结滞苦沉吟。内生积聚外痈肿，疝瘕为殃病属阴。

结主阴盛之病。越人曰：结甚则积甚，结微则气微，浮结外有痛积，伏结内有积聚。

**代** 阴

代脉，动而中止，不能自还，因而复动仲景。脉至还入尺，良久方来吴氏④。

---

① 嗽：《濒湖脉学》作"咳"。

② 脉：《濒湖脉学》作"因"。

③ 蔼蔼：盛大之貌。

④ 吴氏：原脱，据《濒湖脉学》补。

脉一息五至，肺、心、脾、肝、肾五脏之气，皆足五十动而一息，合大衍之数，谓之平脉。反此则止乃见焉。肾气不能至，则四十动一止；肝气不能至，则三十动一止。盖一脏之气虚，而他脏之气代至也。经曰：代则气衰。滑伯仁曰：若无病，羸瘦脉代者，危脉也。有病而血气乍损，气不能续者，只为病脉。伤寒心悸脉代，复脉汤主之①。妊娠脉代，其胎百日。代之生死，不可不辨。

**体状诗** 动而中止不能还，复动因而作代看。病者得之犹可疗，平人却与寿相关。

**相类诗** 数而时止名为促，缓止须将结脉呼。止不能回方是代，结生代死自殊途。

促、结之止无常数，或二动、三动，一止即来。代脉之止有常数，必依数而止，还入尺中，良久而来也。

**主病诗** 脉代原因脏气衰，腹痛泄痢下元亏。或为吐泻中宫病，女子怀胎三月兮。

《脉经》云：代散者死，主病泄及便脓血②。

五十不止身无病，数内有止皆知定。四十一止一脏绝，四年之后多亡命。三十一止即三年，二十一止二年应。十动一止一年殂，更观气色兼形证。两动一止三四日，三四动止应六七，五六一止七八朝，次第推之自无失。

---

① 主之：原脱，据《濒湖脉学》补。
② 主病泄及便脓血：原作"病泄及便脓血生"，据《濒湖脉学》改。

戴同父曰：脉必满五十动，出自《难经》，而《脉诀·五脏歌》皆以四十五动为准，乖①于经旨。柳东阳曰：古以动数候脉，是吃紧语，须候五十动，乃知五脏缺失。今人指到腕臂，即云见了。夫五十动，岂弹指间事耶？故学者当诊脉、问症、听声、观色，斯备四诊而无失矣。

① 乖：背离。

# 卷 中

## 四言举要

脉乃血脉，气血之先，血之隧道，气息应焉。其象法地，血之府也，心之合也，皮之部也。

首言脉之源流。夫脉本气血之先，统阴阳之气，分四时之令，法五行之理，流行于经络，灌溉于一身。邪之凑薄，遂感而应，状之变化，因病异形。生克吉凶，逆顺推测，以度准则，五十乃备，昼夜循环，动而不息。盖脉者，乃人身一元之大气也，派水之分流也。血之流行于经络之中，如水分流之象，故谓脉乃血脉。夫脉实血实，脉虚血虚，长则气治，短则气病，要知脉乃血气之先兆也。隧者，阴道也。脉体中空，乃血所行之路，故脉为血之隧道。人身之气，一呼一吸谓之一息，然一呼二至，一吸二至，气之与息、与脉相应而不愆焉。人身之有血脉，犹地之有泉脉，而脉本有形，故其象取法乎地。腑脏也，聚也。盖营行脉中，故脉乃血所藏之府也。心主血脉，故脉与心相合。脉在皮肤之间，故在皮之部也。

资始于肾，资生于胃，阳中之阴，本乎营卫。营者阴血，卫者阳气，营行脉中，卫行脉外。

次言脉之资始资生之义。盖肾为先天，胃为后天。其脉之源，资始于肾间之动气；其脉之本，资生于胃中之谷气。故脉为先后天之造化。脉在皮肤间、肌肉内，故为阳中之阴。脉之流行，本因气血之升降，故曰本乎营卫。营，内守也；卫，外护也。脉之内守者，阴血；外护者，阳气。故营行于脉中，卫行于脉外。此卫外之气乃谷气之所生，故行于脉外。若宗气之行，积于胸中，出喉咙以司呼吸，而行于十二经之中。宗气、卫气不可混合为一。欲明其义，须究心《营卫生会》篇，自能知之。脉不自行，随气而至，气动脉应，阴阳之谊。气如橐籥①，血如波澜，血脉气息，上下循环。

脉之行走于经络之中，非脉自能行也，盖随宗气而至。宗气之动，则脉随而应之。脉之行走不息，本皆阴阳升降之气。橐属阴，籥属阳，象如风箱以司气之出入者也。老子曰：天地之间，其犹橐籥乎？虚而不出，动而愈出。言一元之大气流行于天地之间，如在橐籥之中而出入也。人身亦一天地也，喻言人身一元大气，出入于躯壳之中，亦如在橐籥之中而出入也，故曰气如橐籥。波澜，水流动貌。血之流行于经络之中，如水波澜流动而不息也。血之与脉，气之与息，在于十二经中上下流行，升降不息，如环之无端，而无一息之间断也。

十二经中，皆有动脉，惟手太阴寸口取决。此经属

---

① 橐籥（tuó yuè 驼月）：古代冶炼时用以鼓风吹火的装置，犹今之风箱。

肺，上系吭嗌①，脉之大会，息之出入。

手足三阴三阳十二经中皆有动脉，如手太阴肺之动脉太渊，手阳明大肠经之动脉合谷，足阳阳胃之动脉冲阳，足太阴脾之动脉冲门，手少阴心之动脉极泉，手太阳小肠经之动脉天窗，足太阳膀胱经之动脉委中，足少阴肾之动脉太溪，手厥阴心包络之动脉劳宫，手少阳三焦之动脉禾髎，足少阳胆之动脉听会，足厥阴肝之动脉太冲。所谓十二经中皆有动脉者，此也。动脉之诊，惟以手太阴之寸口，以决五脏六腑死生吉凶之法。然此经只属于肺，与他经无干，其经之系，上联吭嗌咽喉之间。盖肺乃脉之大会，息之出入也。

一呼一吸，四至为息，日夜一万三千五百。一呼一吸，脉行六寸，日夜八百十丈为准。

常人之脉，一呼二至，一吸二至，呼吸定息，四至为则，闰以太息，则五至为平脉也。昼夜一百刻为法，以一刻计之，则脉有一百三十五息，以百刻合之，通得一万三千五百息也。又气一呼脉行三寸，一吸脉行三寸，呼吸定息则脉行六寸。昼夜脉行五十度为则，盖一度则主二刻，则脉有二百七十息矣。其数二六一十二丈，六七四丈二尺，则脉之行得十六丈二尺矣。脉行五十度周以一身，则脉通得八百十丈，此常人大率之准则也。人身有脉度，有

---

① 吭嗌（háng yì 杭益）：咽喉。

骨度，度然后知长短。因脉有尺寸，故脉以五十度而周于身，息数之行，刻度之分，义亦所当知也。

初持脉时，令仰其掌，掌后高骨，是为关上。关前为阳，关后为阴，阳寸阴尺，先后推寻。

此言持脉之法，以分尺寸阴阳之义。诊脉之法，令人仰其手掌，以掌后高骨之处定为关部，以关前之寸口在上，故为阳，关后之尺部在下，故为阴，阳在寸而阴在尺也。所谓寸者，自寸口至鱼际穴，得同身寸之一寸，故名曰寸。尺者，自尺部至尺泽穴，得同身尺之一尺，故名曰尺。以关部为界，以分阴阳之义，故名曰关。诊法以指先按寸，而后及尺，以此推寻各经之脉气何如①，以审病之有无也。

心肝居左，肺脾居右，肾与命门，居两尺部。魂魄谷神，皆见寸口，左主司官，右主司府。左大顺男，右大顺女，本命扶命，男左女右。

此言五脏分居左右之义。以心肝居左，肺脾居右，肾居尺部，其义盖祖述。《素问·脉要精微论》曰：尺内两傍则季胁也，尺外以候肾，尺里以候腹。中附上：左，外以候肝，内以候膈；右，外以候胃，内以候脾。上附上：右，外以候肺，内以候胸中；左，外以候心，内以候膻中；前以候前，后以候后。上竟上者，胸、喉中事也；下

① 如：原脱，据忠恕堂本补。

竟下者，小腹、腰、股、膝、胫、足中事也。此盖岐伯亦述上古僦贷季①所传脉法之理。后至王叔和著《脉经》，以心肝居左，肺脾居右，肾居尺部之理，悉通《素问》经旨，非叔和之私撰也。后人不知此义出自《内经》，反言是非，多见其不知量也。然五行之理，肝者东方之木也，心者南方之火也，木生火，故心肝之位居于左；脾者中央土也，肺者西方金也，火生土，土生金，故脾肺之位居于右；肾者北方水也，金生水，故肾在下而居尺部。盖人身肖乎天地，故五脏之位取法五行之理。如此，命门者，相火也，即肾中之真阳，其象若坎。命门之穴在督脉之第十四椎，居于两肾之中，其脉寄于右尺诊，故曰肾与命门居两尺部。而右命门之相火以生右关之脾土，脾土以生右寸之肺金，肺金以生左尺之肾水，肾水以生左关之肝木，肝木以生左寸之心火，至五行相生之理亦如此。五脏各有神，盖肝藏魂，肺藏魄，脾主谷，心主神。魂魄谷神之气皆见两手寸口之中。左主者心也，心为君主之官，故主司官；右主者肺也，肺为一身之气，故右主司府。凡常人之脉，男子以左大为顺，女子以右大为顺；男以左尺之脉为命门之根，女以右尺之脉为命门之本，故谓本命、扶命。诊脉之法，以本命之脉，而男子在左，女子在右，故曰男

---

① 僦贷季：传说为上古神农时人。岐伯祖师，医家之祖。《素问·移精变气论》："岐伯曰：'色脉者，上帝之所贵也，先师之所传也。'"唐·王冰注："先师谓岐伯祖世之师僦贷季也。"

左女右。

关前一分，人命之主，左为人迎，右为气口。神门决断，两在关后，人无二脉，病死不愈。男女脉同，惟尺则异，阳弱阴盛，反此病至。

此言人迎、气口尺寸之义。关前一分者寸也，寸为阳，寸脉旺则主寿，故为人命之主。以左寸则名为人迎，右寸则为气口。神门者，两尺脉谓之神门，人之两尺脉即性命之根本，决人生死，全在此脉。若人无此二脉，则根本已绝，故主必死。男女之脉余部皆同此理，惟尺有异耳，何者？男子尺脉常不足，女子尺脉常盛满，以男主阳、女主阴之故也。若尺脉相反，男主精不足，则相火偏旺；女子血不足，则经水不调。故反此尺脉者，病必至也。

脉有七诊，曰浮中沉，上下左右，消息求寻。又有九候，举按轻重，三部浮沉，各候五动。寸候胸上，关候膈下，尺候腰脐，下至跟踝。左脉候左，右脉候右，病随所至，不病者否。

此言脉有七诊之法也。如浮脉主表，沉脉主里，中主半表半里，上主寸，下主尺，左主阳，右主阴，以此消息求寻病之有无。九候者，分天地人也。上部法天，主胸以上至头之有疾也；中部法人，主膈以下至脐之有疾也；下部法地，主脐以下至足之有疾也。言三部之中各有天地人，三而三之，则为九候。举指有轻重之分，三部有浮沉之别，然每部之中，又当各候五十动以推阴阳表里之证。以寸候胸上，关候膈下，尺候腰脐下至跟踝，正分天地人三部之法也。左：寸以候心与小肠，关以候肝胆，尺以候肾与膀胱；右：寸以候肺与大肠，关以候脾胃，尺以候三焦兼寄候命门。盖一脏一腑相为表里。命门非脏也，以命门相火寄以右尺诊之故也。若言正脏，则心包络也，此脏又与左寸同断。三焦亦下焦也，分左右候脉之法如此。然有病者各随脉之所在，若无病者脉必平和。此诊法之大略也。

浮为心肺，沉为肾肝，脾胃中州，浮沉之间。心脉之浮，浮大而散；肺脉之浮，浮涩而短；肝脉之沉，沉而弦长；肾脉之沉，沉实而濡；脾胃属土，脉宜和缓；命为相火，左寸同断。

此言五脏之平脉。心肺在上，故脉浮；肝肾在下，故脉沉；脾胃居中，故脉在沉浮之间。心，火也，主夏令，故脉浮大而散，火之象也；肺，金也，主秋令，故脉浮涩而短，金之象也；肝，木也，主春令，故脉沉而弦长，木之象也；肾，水也，主冬令，故脉沉实而濡，水之象也，濡即软也；脾胃，土也，主四季之令，故脉以和缓为宜，土之象也。命门为相火之源，系肾中之真阳，其脉寄于右尺，原非十二经中之脏，若正脏之脉乃心包络也。心包络亦属相火，其脏在心之下，宜以左手寸脉同断。故凡心痛者，非心痛也，乃邪干心包络之为病也。此义甚深，非究心于经络考者，恐亦未必能信。

春弦夏洪，秋毛冬石，四季和缓，是为平脉。太过实强，病生于外，不及虚微，病生于内。春得秋脉，死在金日，五脏准此，推之不失。

此言四时之正脉。四季以和缓为贵，若脉来太过，则是洪大有余，故为实强，此主外感之疾；若脉来不及，则是软弱不足，故为虚微，此主内伤之证。春为木令，若得短涩之脉，则是金来克木之象，故死在庚辛金日。此五脏之相克，以此推之。如金克木，木克土，土克水，水克火，火克金，凡推余脏，皆不失也。

四时百病，胃气为本，脉贵有神，不可不审。调停自气，呼吸定息，四至五至，平和之则。三至为迟，迟则为冷，六至为数，数即热证。转迟转冷，转数转热，迟数既明，浮沉当别。

此言四时百病皆以胃气为本。所谓胃气者，如弦不甚弦之类。真脏不见，是谓胃气有神。有神者谓有力，有力者即有神，有神者即不死。不拘脉之浮沉迟数，其中自有冲和之气谓之有神。然此脉不可不审明于指下，若以他人诊视，必先调停自己之气息，而呼吸一息之间，脉有四至五至者，此平和之则。若来三至则迟，六至则数。迟主冷，数主热，若迟数转增者，则主寒热更甚。迟数之至既已辨明，又当分别浮沉之理也。

浮沉迟数，辨内外因，外因于天，内因于人。天有阴阳，风雨晦冥，人喜怒忧，思悲恐惊。外因之浮，则为表证，沉里迟阴，数则阳盛。内因之浮，虚风所为，沉气迟冷，数热何疑。浮数表热，沉数里热，浮迟表虚，沉迟冷结。表里阴阳，风气冷热，辨内外因，脉证参别。脉理浩繁，总括于四，既得提纲，引伸触类。

此言浮、沉、迟、数四者之脉，以分内外所感之因，辨别阴阳、表里、寒热之证。脉理虽曰浩繁难尽，然其大概总不出此。浮、沉、迟、数四者之大纲，若能引而伸之，触类而长之，则脉理之能事毕矣。

浮脉法天，轻手可得，泛泛在上，如水漂木。其力洪大，来盛去悠，无力虚大，迟而且柔。虚甚则散，涣漫不收，有边无中，其名曰芤。浮小为濡，绵浮水面，濡甚则微，不任寻按。

此言浮脉之形，兼诸脉之义。浮者脉在皮肤之上，轻手乃得。浮脉在上，故法于天，然浮泛之形如水漂木之象。若浮而有力洪大者，来必盛而有余，去必悠悠；若浮而无力虚大者，其至迟而且柔。若浮虚甚，则脉散而涣漫不收矣。若脉浮虚有边而无中，是为芤脉。芤，草名，似葱有管之象。若浮小则是濡脉，濡即软也，其象如绵浮水面上。若濡甚则是微脉矣，微之无力，其何任指之寻按也？

沉脉法地，近于筋骨，深深在下，沉极为伏。有力为牢，实大弦长，牢甚则实，愊愊而强。无力为弱，柔小如绵，弱甚则细，如珠丝然。

此言沉脉之形，兼诸脉之义。沉者，脉在肌肉之下得之曰沉。沉脉在下，故法于地，按之筋骨之间，是以深深在下。若脉沉极，则是伏脉矣。若沉伏有力，则是牢脉。其牢脉之形，实大弦长。若牢甚则是实脉，其实脉之象，愊愊然诚实强而有力。若沉而无力，则是弱脉，其形柔小如绵，无力之象。若弱甚则是细脉，其状如蛛丝细微也。

迟脉属阴，一息三至，小快于迟，缓不及四。二损一败，病不可治，两息夺精，脉已无气。浮大虚散，或见芤革，浮小濡微，沉小细弱。迟细为涩，往来极难，易散一止，止而复还。结则来缓，止而复来，代则来缓，止不能回。

此言迟脉之形，兼诸脉之义。一呼一吸，脉来三至为迟，驶疾貌。若小疾于迟，则近于缓，故缓不及四。若一息二至则为损，一息一至则为败，若脉至此，则病不可治矣。两息一至，则为夺精矣，其元气已无，何复望其生也？若脉迟而浮大虚散至中，或见芤革。若迟而浮小，则为濡微。若迟而沉小，则为细弱。若迟而细，则为涩脉。然涩之状如刀刮竹皮之象，指下艰涩不利，故往来极难。涩脉易散，一止虽止，复还。脉来缓时一止，则为结，其止复来。脉来五至一止或七至一止，其止有常数则为代。代者本脏气绝，他脏代之曰代，故止不能回矣。

数脉属阳，六至一息，七疾八极，九至为脱。浮大者洪，沉大牢实，往来流利，是谓之滑。有力为紧，弹如转索，数见寸口，有止为促。数见关中，动脉可候，厥厥动摇，状如小豆。

此言数脉之形，兼诸脉之义。若一息六至则为数，数，频数也。七至则为疾，疾，急疾也。八至则为极，极，阳亢极也。九至为脱，脱，阴气脱也。若数而浮大则便是洪；若数而沉大则为牢为实；数而往来流利是谓之滑；若数而有力则为紧，其紧脉之状弹如转索，而劲急有力；若数见寸口有止为促，促，急促，断止之义；若数脉见于关中则为动，其动脉之状，指下厥厥动摇，其形如一小豆之转动也。

长则气治，过于本位，长而端直，弦脉应指。短则气病，不能满部，不见于关，惟寸尺候。一脉一形，各有主病，数脉相兼，则见诸症。

此言长短脉之大义，后分脉之主病。脉长则气治，无病，其形已过本部之位，其脉长而端直，如弦脉之应指。短则气分不足之为病，其脉动不能满部，短脉不见于关部，惟从尺寸候之。凡脉各有形象，各主病情，若数脉相兼，而后分浮沉长短之类，则见诸症之为病也。

浮脉主表，里必不足，有力风热，无力血弱。浮迟风虚，浮数风热，浮紧风寒，浮缓风湿，浮虚伤暑，浮芤失血，浮洪虚火，浮微劳极，浮濡阴虚，浮散虚剧，浮弦痰饮，浮滑痰热。

此分浮脉相兼之为病也。浮脉主邪在表,浮脉在表故里不足。若浮而有力,则主风热;浮而无力,则主血弱;浮而带迟,则为风虚;浮而带数,则为风热;浮而带紧,则为风寒所感;浮而带缓,则为风湿所伤;脉浮而虚,则为伤暑之义也;脉浮而芤,芤脉中空,故主失血;脉浮而洪主火,乃是虚火上炎之象;脉浮而微,则主劳伤之极;浮软无力,则主阴虚不足;脉浮而散,则是阴虚已极;脉浮带弦,则主痰饮;浮而带滑,则主痰热。饮乃薄涩,故脉弦;痰本厚浊,故脉滑。浮脉之兼证如此。

沉脉主里,主寒主积,有力痰实①,无力气郁。沉迟虚寒,沉数热伏,沉紧冷痛,沉缓水蓄,沉牢痼冷,沉实热极,沉弱阴虚,沉细痹湿,沉弦饮痛,沉滑宿食,沉伏吐痢,阴毒聚积。

此言沉脉相兼之为病也。沉脉重按乃得,故主病在里,主有寒邪并主有积。沉而有力,则主痰实之证;若沉而无力,则主气郁在里;若沉而迟,则主虚寒在内;若沉而数,则主热伏在里;若沉而紧,则主冷痛;若沉而缓,则主内有水蓄;若沉而牢,则主痼冷之疾;若沉而实,则主热邪已极;若沉而弱,则主阴虚不足之证;若沉而细,则主痹湿之疾;若沉而带弦,则主饮痛;若沉而带滑,则主宿食不消;若沉伏不见,则主霍乱吐利,又主阴寒之

---

① 实:《濒湖脉学》作"食"。

毒，或有积聚，积属脏证，聚属腑证。此沉脉兼证如此。

迟脉主脏，阳气伏潜，有力为痛，无力虚寒。数脉主腑，主吐主狂，有力为热，无力为疮。

此言迟、数之为病也。迟脉主寒，故阳气伏潜。若迟而有力，则主寒邪而作痛；若迟而无力，则主虚寒在内。数脉属阳，故主腑病。吐属火邪，狂系热极，故数脉甚则主吐主狂。若数而有力，则主邪热有余；若数而无力，则主表有疮疡。二脉为病之故如此。

滑脉主痰，或伤于食，下为蓄血，上为吐逆。涩脉少血，或中寒湿，反胃结肠，自汗厥逆。

此言滑、涩二脉之病也。滑者脉在指下往来流利，如珠之状，谓之滑。滑脉则主有痰，或伤于食，胃中宿食不消则见滑脉。若尺部见滑则为蓄血之证。蓄，止也，内有瘀血不消谓之蓄血。若寸口见滑则主上焦作吐，呕逆不安。吐逆者，火逆上升而吐不止者谓之吐逆。涩者，脉在指下，往来艰涩而不利，如刀刮竹皮之状谓之涩，乃是血少，故脉艰涩而不利。若中寒湿之邪，其脉亦多见涩。反胃者，饮食入胃，少顷而反出者谓之反胃，此系胃气受伤，故胃血少而涩脉见。结肠者，大肠燥结不通，大肠少血故脉亦涩。然手足阳明本多血多气之腑，今胃与大肠血因病而减少，故脉皆主见涩。汗者，本人身之血液，自汗则血伤矣，故涩脉当主自汗。厥逆者，阴寒之症，其寒冷从手足之指上过于肘，下过于膝，谓之厥逆。涩脉不利，故外主厥逆。

弦脉主饮，病属胆肝，弦数多热，弦迟多寒。浮弦支饮，沉弦悬痛，阳弦头痛，阴弦腹痛。紧脉主寒，又主诸痛，浮紧表寒，沉紧里痛。

此言弦、紧二脉之为病也。弦脉端直以长，如张弓弦谓之弦，乃木令之象，故病属胆肝。凡寒热往来系邪在少阳胆经，故脉必见弦。弦主留饮。若弦而带数则主少阳之多热，若弦带迟则主少阳之多寒，若脉浮带弦则主支饮。夫饮有五：支饮者，咳逆倚息，气短不得卧，谓之支饮。若沉而带弦，则主悬饮之痛，悬饮者，饮水流于胁下，咳唾饮痛，谓之悬饮。并痰饮、溢①饮、留饮谓之五饮。所谓悬痛者，即悬饮之为痛也。若寸中见弦则主头痛，若尺部见弦则主腹痛，盖阳主寸而阴主尺也。紧脉状如转索，劲急有力谓之紧。伤寒邪在表则脉浮紧，故紧脉主寒。又主诸痛者，紧属于寒故主诸痛。浮紧则主寒邪在表；沉紧则主寒邪在内，故主里痛。

长脉气平，短脉气病，细则气少，大则病进。浮长风痫，沉短宿食，血虚脉虚，气实脉实。

此言长、短脉之主病。长脉过于本位则气分平治，短脉不及本位则主气之有病。若脉细小则主气少，若日见渐大则病邪日进矣。若浮而带长则主风痫，若沉而且短则主

---

① 溢：原作"温"，据《金匮要略·痰饮咳嗽病脉证并治》改。

有宿食。若血衰不足则脉力自虚，若气实有余则脉力自实，气血之虚实以脉之有力无力分别也。

洪脉为热，其阴则虚，细脉为湿，其血则虚。缓大者风，缓细者湿，缓涩血少，缓滑内热。濡小阴虚，弱小阳竭，阳竭恶寒，阴虚发热。阳微恶寒，阴微发热，男微虚损，女微泻血。

此言洪、细、缓、濡、弱、微脉之主病也。洪脉指下极大，来盛去衰谓之洪，主阳盛，故为热，因阳盛故其阴虚。细脉指下细小如丝谓之细，细主湿邪，故血虚。缓脉一息四至，应指和缓谓之缓。若缓大者主受风邪，若缓细者主受湿邪，若缓涩者则主血少，缓滑者主内热有痰。濡即软字，濡脉指下绵软而浮细，轻手乃得，按之无有谓之软，主阴虚发热。弱脉指下极软而沉细，按之乃得，举手无有谓之弱，主阳虚，故令恶寒。微脉极细而软，按之如欲绝者，若有若无谓之微。仲景曰：脉瞥瞥如羹上肥者，阳气微；萦萦如蚕丝细者，阴气衰。阳微者，阳气不足故主恶寒；阴微者，阴血不足故主发热。男得微脉则主阴虚不足，女得微脉则主泻伤血。

阳动汗出，阴动发热，为痛与惊，崩中失血。虚寒相抟，其名曰革，男子失精，女子失血。阳盛则促，肺痈杨毒①，阴盛则结，疝瘕积郁。代则气衰，或泄脓血，伤寒

---

① 杨毒：《濒湖脉学》作"阳毒"。

心悸，女胎三月。

此言动、革、结、促、代脉之主病也。动脉乃数脉，见于关部，上下无头尾，如豆大，厥厥动摇曰动。仲景曰：阴阳相抟名曰动。阴阳相抟则虚者动。阳虚则阳动，故阳动则主汗出；阴虚则阴动，故阴动则主发热。以关前三分为阳，关后三分为阴，故动随虚见。然动脉之病又主痛与惊，在女子则主崩中失血，此动脉之为病也。革脉弦而芤，如按鼓皮曰革。仲景云：弦则为寒，芤则为虚，虚寒相抟，此名曰革。男子则主亡血失精，女人则主半产漏下，此革脉之为病也。促则脉来数时一止曰促，促系阳盛火炎，故主肺痈、杨梅毒等证，此促脉之为病也。结者脉来缓时一止曰结，结系阴盛凝滞，故主疝瘕积郁，皆阴寒之证，此结脉之为病也。代脉动而中止不能自还，因而复动曰代，言本脏气绝，他脏代之曰代，故主气衰，或泄脓血之证，或伤寒心悸则有代脉，或女胎三月则见代脉，皆不为害，若他病得之主死不疑，此代脉之为病也。

脉之主病，有宜不宜，阴阳顺逆，吉凶可推。中风浮缓，急实则忌，浮滑中痰，沉迟中气。尸厥沉滑，猝不知人，入脏身冷，入腑身温。

此言脉之主病，各有宜忌。其阴阳顺逆吉凶之理，皆可类推。假如中风之证，脉宜浮缓，若见急实者则主病重，故忌之。如脉浮滑则主中痰，如脉沉迟则主中气，如脉沉滑则主尸厥，其状猝不知人。其邪入于脏者则身必冷，其邪入于腑者则身必温。此言中风、中痰、中气、尸厥诸脉之不同，阴阳脏腑之病各有分别故也。

风伤于卫，浮缓有汗，寒伤于营，浮紧无汗。暑伤于气，脉虚身热，湿伤于血，脉缓细涩。

此言风、寒、暑、湿之邪而脉浮缓、浮紧、虚、涩之不同也。凡风邪之伤于人也，则卫气受之，则脉浮而缓。卫气伤则腠理不密，故有汗。寒邪之伤于人，则营血受之，故脉浮而紧。营血受伤，则腠理固密，故无汗。暑伤元气，故脉虚身热。湿伤血分，故脉缓细而涩。

伤寒热病，脉喜浮洪，沉微涩小，证反必凶。汗后脉静，身凉则安，汗后脉躁，热甚必难。阳病见阴，病必危殆，阴病见阳，虽困无害。上不至关，阴气已绝，下不至关，阳气已竭。代脉止歇，脏绝倾危，散脉无根，形损难医。

此言伤寒证之脉也。经曰：人之伤于寒也，则为病热，热极火邪有余，故脉喜浮而洪大，此脉证相应故喜。若见沉微涩小，即是阳证见阴脉，故证反必凶。伤寒得汗则热邪已退，故汗后脉静热退身凉，而病安矣。若得汗后脉反躁急而不静，身反热而不退，此证必主危难。所以阳病见阴脉者必危，阴病见阳脉者主生。若尺脉上不能至关，则阴气已绝于下；若寸口之脉下不能至关，则阳气衰竭于上矣。若脉见代而止有常数，或兼歇止之脉，则主脏气倾危于内；若脉指下涣散无根，重按无力若无之象，又见形损清瘦不堪，此属不治之症，故云难医。

饮食内伤，气口急滑，劳倦内伤，脾脉大弱。欲知是气，下手脉沉，沉极则伏，涩弱久深。

此言饮食内伤劳倦之为病也。经曰：饮食自倍，肠胃乃伤。若饮食之内伤，则气口之脉必紧急而带滑；若劳力之内伤，则脾脉必见大弱。所谓饮食劳倦则伤脾，凡脉下手而见脉沉，则知气郁在内，若沉极则是伏脉。若脉沉而涩不流利、弱而无力，则病必日久而深重可知矣。

六郁多沉，滑痰紧食，气涩血芤，数火细湿。滑主多痰，弦主留饮，热则滑数，寒则弦紧。浮滑兼风，沉滑兼气，食伤短疾，湿留濡细。

此言六郁证之脉也。凡郁证之脉，脉必多沉。脉滑者则主痰郁，脉紧则主食郁，脉涩者则主气郁，脉芤者则主血郁，脉数者则主火郁，脉细者则主湿郁，此六郁证之脉如此。滑脉往来流利如珠之状，故主多痰。弦为木盛，脾必受制，故主留饮。留饮者，背寒如掌大，或短气如渴，四肢骨节疼痛，胁下满引缺盆，咳嗽转甚，谓之留饮。若内有热，脉必滑数；若里有寒，脉必弦紧；若浮而滑，则兼风邪；若沉而滑，则兼气郁；若伤于食，脉必短疾；若湿留于内，脉必软细。此又明六郁兼证之脉，以此类推，则脉之主病可知也。

疟脉自弦，弦数者热，弦迟者寒，代散者折。

此言疟证之脉也。疟多寒热往来，系少阳胆经之邪居多，胆属甲木，故脉弦。若弦而数者则主热多，若弦而迟者则主寒多。若只有常数之代脉，或见涣漫不及之散脉，是证必主夭折而无疑矣。

泄泻下痢，沉小滑弱，见之则吉，实大浮洪，发热则恶。

此言泄、痢之宜忌。泄有脾泄、胃泄、大肠泄、小肠泄、大瘕泄；泻有寒、火、风、湿、暑、伤食之分；痢本相火湿热之为病，有里急后重之势，有血积轻重之别。凡泄泻下痢，脉若沉小滑弱则吉；脉若实大有力，浮洪有余，兼且身有发热者，便是恶候，定主凶败。

呕吐反胃，浮滑者昌，弦数紧涩，结肠者亡。

此言呕吐、反胃脉证之宜忌。有声无物为呕，有物无声为吐。饮食入胃停久则反吐出，谓之反胃，此系胃气受伤之证。若脉见浮滑者，则胃气尚在，故昌；若脉见弦者，是木来克土；若脉数者，则是火邪为祟；脉紧者，则是寒邪作寇；脉涩者，则血少。结肠者，其吐逆之邪上升而不下降，肠枯血少，燥闭而不能大便，谓之结肠。故反胃证，粪如羊屎者，断不治，故结肠者必亡。

咳嗽多浮，聚肺关胃，沉紧小危，浮濡易治。喘急息肩，浮滑者顺，沉涩肢寒，散脉逆证。

此言咳嗽、喘急证脉之宜忌。咳为无痰有声，嗽为有痰无声。咳嗽多因风寒，或因有火有湿，皆邪气聚于肺，关于胃，故脉多浮。若沉紧者，则肺气反郁，故主小危。

若脉浮软，与肺相应，故云易治。喘急者，有痰阻气道而作喘者，有气虚不能接续而作喘者。急乃气逆上而作急，喘急势甚，则呼吸之息，肩随上下为之息肩。是证脉若浮滑者，邪在表，故顺脉；若沉涩者，则邪已深，抑且四肢寒冷，脉更涣散不收者，则元气大虚，脉症相反，是谓逆证。

病热有火，洪数可医，沉微无火，无根者危。骨蒸发热，脉数而虚，热而涩小，必损其躯。劳极诸虚，浮软微弱，土败双弦，火炎急数。

此言病热虚实之分，诸虚证脉之相忌。若人病热，内系有火，脉见洪数者，脉与症应，不足为虑。若病热而脉沉微无力，是无火也，此病有余而脉不足，谓之无根，故主危殆。骨蒸发热，男子则阴虚不足，女子则血枯经闭，故皆脉数而虚。男以滋阴，女以养血，是证尚可治也。若发热不止，脉见涩而不利，细小如丝是精血内竭，所谓火盛则水干，故必损其躯。凡五劳六极诸虚之证，脉见浮软微弱，脉与症应，尚可挽回；若脉见双弦，必系脾土败坏，木克土象；若脉来急数者，主内虚，炎之火上升，真元不足。凡虚损弱证，脉见弦急数者，皆不治之症也。

诸证失血，脉必见芤，缓小可喜，数大可忧。瘀血内蓄，却宜牢大，沉小涩微，反成其害。

此言失血、瘀血证虚实之分。凡吐衄①、崩血、便血，皆为失血，脉必见芤。若脉来缓而不急，小而不大，则脉症相宜，故曰可喜。若脉反数且大，是证系不足，而脉反有余，是正气日微，邪气日甚，脉不应证，是故可忧。瘀血内蓄之证，或因伤寒热入血室而为瘀血，或因伤劳而有瘀血，或因扑跌而有瘀血，至血蓄止于内，凝滞不散，故名曰瘀血内蓄，脉宜牢实而大，是系邪有余而脉亦有余。脉若沉小涩微，是邪余而脉不足，是以反成其害也。

遗精白浊，微涩而弱，火甚阴虚，芤濡洪数。三消之脉，浮大者生，细小微涩，形脱可惊。

此言遗精、三消证之脉。遗精梦中有感而遗精，白浊精不固而流浊，皆为肾虚精不能固。脉必微而无力，小而不大，弱而不起。火盛本是阴虚，故脉芤软无力，而浮洪带数。三消证，渴饮不止，是名上消，此肥羹之所发也；能食善饥，是名中消，此胃火之为病；水泉不止，膀胱不藏，是名下消，此肾气之不固也。脉浮大者主内有火，病轻，故生；脉若细小如丝，微涩无力，其形脱者，病重，可惊。

小便淋闭，鼻头色黄，涩小无血，数大何妨。大便燥结，须分气血，阳数而实，阴迟而涩。

此言大小便证之脉也。小便淋漓不止谓之淋，闭涩不

---

① 吐衄：忠恕堂本作"吐血"。

通谓之闭，其鼻头之色必黄。若脉来涩小，则系少血；若见数大，则主有火，药以滋阴降火为安，故云何妨。大便燥而不润，结而不通，当分气血之由。脉若数实则是热结，故名阳；若脉来迟涩，则是血少，故为阴。阳宜润燥，阴宜养血，虚实分明，治之不忒耳。

癫乃重阴，狂乃重阳，浮洪吉兆，沉急凶殃。痫脉宜虚，实急者恶，浮阳沉阴，滑痰数热。

此言癫狂、痫证之宜忌。癫病属阴属脏，狂病属阳属腑。至病或自高声，或时笑骂，或登高而歌，或弃衣而走，此系阴阳偏盛，故不自知而为癫狂也。此证属有余，脉宜洪大，故云吉兆。若见沉急，此证有余而脉不足，故曰凶殃。痫证本风痰在内，脉宜见虚脉，若急实者，邪盛正虚，乃是恶候。脉若浮者，是为阳痫；脉若沉者，是为阴痫。脉滑者有痰，脉数者有火，此一定之理也。

喉痹之脉，数热迟寒，缠喉走马，微伏则难。

此言喉痹之脉。痹，痛也。喉痹之证，有寒热之分，有深浅之别。症有双蛾单蛾，喉之两傍如虫蛾之垂下者为之双蛾，或单垂下者为之单蛾。双蛾轻，单蛾重。缠喉者，喉之周围缠转，俗名曰锁喉风。走马者，走马牙疳，言此证势如风火之速，如走马之疾，有旦夕之险，故名走马。有喉肿作痛者，亦名喉痹。脉数者内热有火，脉迟者外感寒邪。缠喉走马，皆属恶候。脉洪数者，有火可治；脉若微而无力，伏而不见，证本有余而脉反不足，所谓阳证见阴脉者死，此之谓也。

诸风眩运，有火有痰，左涩死血，右大虚看。

此言眩晕之脉。眩运者，眼黑头运旋转为之眩运，此证总属于风，而有火有痰之分。若左手脉涩，必有死血；右手脉大无力，当作虚证看。

头痛多弦，浮风紧寒，热洪湿细，缓滑厥痰。气虚弦软，血虚微涩，肾厥弦紧①，真痛短涩。

此言头痛证之脉。头痛脉多带弦。脉见浮弦则系风邪，脉若弦紧则系寒邪，脉洪者主火，脉细者主湿，脉缓而滑则系痰厥，脉弦而软则属气虚，脉微而涩则是血虚。若弦紧有力，则肾脏受寒，故令厥逆；若见短涩，则系真头痛，是病必死。一弦脉而兼诸脉之为病如此。

心腹之痛，其类有九，细迟从吉，浮大延久。疝气弦急，积聚在里，牢急者生，弱急者死。

此言心腹痛之脉。心腹之痛，其类有九种，有寒、有火、痰积、食积、死血、气虚、血虚、气滞、虫积。心无真痛，真痛者死脉。若细而迟者，此系寒邪，药以温中散寒，其痛立止，故云从吉。所谓阴维为病，心痛，若浮大，此系火邪，故主担延日久。其余因证消息，皆可类推也。疝有七疝，有厥疝、有瘕疝、寒疝、气疝、盘疝、孤疝、癫疝，此皆寒邪湿热之为病也。脉若弦急者，系有积

---

① 弦紧：忠恕堂本、《濒湖脉学》俱作"弦坚"。

聚在里。疝本寒湿，脉若牢急者生，脉若弱急者死，此乃系真元亏损，脉不应症也。所谓任脉之为病，男子为七疝，女子为瘕聚也。

　　腰痛之脉，多沉而弦，兼浮者风，兼紧者寒。弦滑痰饮，软细肾着，大乃肾虚，沉实闪朒。

　　此言腰痛证脉之不同。腰痛证各有所因，其脉沉弦居多。若弦而兼浮者，系是风邪；若弦而兼紧者，系是寒邪；若弦而滑者，弦主留饮，滑主有痰，须知痰饮，亦主腰痛；脉若软而细者为肾着，其腰如带数千钱之垂坠，为之肾着；若脉大而无力，此系肾虚不足，故作腰痛，所谓腰者肾之府也；脉若沉实有力，此属闪朒之作痛。

　　脚气有四，迟寒数热，浮滑者风，濡细者湿。痿病肺虚，脉多微缓，或涩或紧，或细或濡。风寒湿气，合而为痹，浮涩而紧，三脉乃备。

　　此言脚气、痿痹之脉也。脚气之证，其类有四。一似伤寒而发寒、发热，其症从脚面红肿而起。因有寒则脉迟，火则脉数，风则脉浮滑，湿则脉软细，此脚气证之脉。痿证有五，有肺痿、脉痿、肉痿、筋痿、骨痿，其证总属气虚，故痿病肺虚，脉多微缓。或因血少而带涩，或因寒而脉紧，或因湿而脉细，或因虚甚而脉软，此痿证之脉也。痹者俗名风痛证也，其病本于风寒湿之气，三者合而为痹。其风甚者为行痹，寒甚为痛痹，湿甚者为着痹。脉浮者因于风，脉紧者因于寒，脉涩者因于湿，故云三脉乃备。

五疸实热，脉必洪数，涩微属虚，切忌发渴。脉得诸沉，责其有水，浮气与风，沉石或里。沉数为阳，沉迟为阴，浮大出厄，虚小可惊。

此言疸证之脉。疸证有五，有黄汗、黄疸、谷疸、酒疸、女劳疸。疸虽分五，总属湿热。脉若洪数有余，其证系是实热；脉若涩微，证本属虚。而所忌者在于发渴，真元虚弱，湿热邪甚故也。脉若见沉，其内必有水蓄；脉若浮者，主气虚兼主风邪；脉若沉石有力，其邪在里；脉若沉而数，其证属阳；脉若沉而迟，其证属阴；脉若浮大有力，其证易治；脉若虚细，其证难治，故云可惊。此疸证之脉宜忌可知也。

胀满脉弦，土制于木，湿热数洪，阴寒迟弱。浮为虚满，紧则中实，浮大可治，虚小危极。

此言胀满证之脉也。凡胀满诸证，统属脾虚。脉弦者，乃脾虚受制于木之象；脉若洪数有余，邪系湿热；脉若迟弱者，邪主阴寒；脉若浮者，乃是脾虚中满；脉若紧急有力，必有积滞，故谓中实；脉若浮大者，其病浅而易治；脉若虚细，邪有余而脉不足，其病深，故云危极。

五脏为积，六腑为聚，实强者生，沉细者死。中恶腹胀，紧细者生，脉若浮大，邪气已深。

此言积聚、中恶证脉之宜忌。积凡有五，肝之积名曰肥气，心之积名曰伏梁，脾之积名曰痞气，肺之积名曰息贲，肾之积名曰奔豚。其病名有五，其痛有常处。积系脏病，故云五脏为积。聚者阳气也，其病本属流行，痛无常处。聚本属腑，故六腑为聚。其脉强实有力者，系元气不虚，故主生脉；若沉细者，此系邪有余而脉不足，故主死。中恶者，乃骤中天地四时不正之气，谓之中恶，即干霍乱、绞肠痧证之类。脉若紧细者，此系邪湿，散之，故主生；脉若浮大者，浮属元气虚，大则邪盛，故谓邪气已深，其病主凶，可知矣。

痈疽浮数①，恶寒发热，若有痛处，痈疽所发。脉数发热，而痛者阳，不数不热，不疼阴疮。未溃痈疽，不怕洪大，已溃痈疽，洪大可怕。

此言痈疽、疮疡之证也。痈疽初起之证，其脉必多浮数，而恶寒发热者。若有所痛之处，必是痈疽所发之地。脉数身发热而痛者，谓之阳毒；脉不数，身不热而不痛者，名曰阴毒。阳毒宜发散，阴毒宜用灸。痈②生在阳分，其形大，为之痈；疽生于阴分，其形小，为之疽。若痈疽未溃而脓血未出者，其毒热方盛，故脉不怕洪大；若脓血已溃，而毒热已退，脉宜和缓，若仍洪大者，其毒势尚盛，故为可怕。

肺痈已成，寸数而实，肺痿之形，数而无力。肺痈色白，脉宜短涩，不宜浮大，唾糊呕血。

---

① 数：《濒湖脉学》作"散"。
② 痈：此后原衍"疽"字，据以下文例删。

此言肺痈、肺痿之脉也。肺痈证咳嗽时，胸间隐隐作痛，吐痰或腥或臭，名为肺痈。若痈已成，其脉寸口必数而实。肺痿证系火邪逼肺，肺叶焦痿不张，其脉数而无力。肺痈面色必白，脉宜短涩不利，若脉浮大有力者，其证吐必稠糊，呕必带血。

肠痈实热，滑数可知，数而不热，关脉芤虚。微涩而紧，未脓当下，紧数脓成，切不可下。

此言肠痈证之脉也。肠痈系大肠实热之证，其脉滑数可知。脉若数而不热，关脉必见芤虚无力；脉若微带涩而紧者，其痈尚未成脓，可用下法；脉若紧而且数，其脓已成，任其自溃，切忌下药，下则反伤其内，难于收功，故不可下。

妇人之脉，以血为本，血旺易胎，气旺难孕。少阴动甚，谓之有子，尺脉滑利，妊娠可喜。

此言妇人之脉全以血旺为主。女人经调而血旺者易于成胎，气脉旺难以成孕。所以女人身体肥胖者，多不生子，以其脂肥而不能成胎故也。少阴者，肾脉也，动甚者，即阴抟阳别谓之有子。若尺脉滑利者，主有妊，故可喜。

滑疾不散，胎必三月，但疾不散，五月可别。左疾为男，右疾为女，女腹如箕，男腹如釜。

此验胎之脉并见之形。脉若滑疾不散者，胎必三月矣。脉若但疾而不散者，胎必五月矣。脉若左手数疾有神，主男喜；右手数<sup>①</sup>有神，则是女喜。妇人之腹大如饭箕，则是女胎，女生外向，故腹大；其形如釜者则是男喜。所谓万物之生负阴抱阳，其理一也。

欲产之脉，其至离经，水下乃产，未下勿惊。新产之脉，缓滑为吉，实大弦牢，有证则逆。

此验欲产、新产之脉。妇人将产，其脉之至数，必离经。较之常脉至数自有不同，谓之离经。若胞水已下，此即产也。胞水未下，且勿惊惶。新产之脉，宜和缓滑利，此为吉兆。若脉实大有力，如弦之劲急，实牢不移，兼有他症，此为逆兆。产后气血大虚，何乃脉反有余，故为逆也。凡诊产后诸证，须分脉之虚实最为紧要也。

小儿之脉，七至为平，更察色症，与虎口纹。

此言小儿有病，脉以七至为平。小儿血气未定，脉不足据，更当以色症参察。若三岁以下者，视其虎口三关之纹以测其病。何谓虎口？盖大人之脉皆以寸关尺三部而诊之。此一经之脉，系手太阴肺经之一脉，起自中府穴，而出于手大指少商之穴，肺属辛金。而手阳明大肠经起自次指，云商阳穴，其合谷之穴当在虎口之中，大肠属庚金虎，西方金也。商属金，故肺与大肠一称少商，一称商阳。所谓大指次指之间谓之虎口。谓三关者，以次指之纹初名风关，次名气关，末名命关。以男左女右为法，其纹

---

① 数：忠恕堂本此后有"疾"字。

色紫者主内热，红主伤寒，青主惊风，白主疳，黑主危极，若淡黄淡白则主无病。然纹见在风关者轻，见在气关者重，见在命关者危。俗名虎口之隐义者，此之谓也。

奇经八脉，其诊又别。直上直下，浮则为督。牢则为冲，紧则任脉。寸左右弹，阳跷可决。尺左右弹，阴跷可别。关左右弹，带脉当诀。尺外斜上，至寸阴维。尺内斜上，至寸阳维。

此言奇经八脉之形，其诊法又各不同。其脉直上之于寸，直下之于尺。其脉之浮者则为督脉，其脉沉牢者则为冲脉，其脉紧急者则为任脉，脉在寸口左右而弹石者则为阳跷之脉，脉在尺部左右而弹石者则是阴跷之脉，脉在关部左右而弹指者则为带脉，脉在尺外而斜上至于寸口则为阴维之脉，脉在尺内而斜上至于寸口则为阳维之脉。此奇经八脉之形，其义甚深，非浅学者所能窥造也。修真之士能明八脉之升降，其道可成矣。

督脉为病，脊强癫痫。任脉为病，七疝瘕癥。冲脉为病，逆气里急。带主带下，脐痛精失。阳维寒热，目眩僵仆。阴维心痛，胸胁刺筑。阳跷为病，阴缓阳急。阴跷为病，阳缓阴急。癫痫瘛疭，寒热恍惚。八脉脉症，各有所属。

此言八脉之为病也。督脉在背之中央，为阳脉之总督，是病令人脊强不利，又主癫痫。任脉在腹之中央，为阴脉之总任。任脉之为病，男子则七疝，女子则为癥瘕①。冲脉为经脉之海，其脉与任脉皆起于②小腹之内，夹脐两旁而直冲于上，其为病，逆气里急。带脉在脐之周围，如束带，然其为病也，女子带下，男子失精。阳维脉在身之外侧，阳维为病，苦发寒热，又主目发眩运，卒然僵仆。阴维脉在身之内侧，阴维为病，则主心痛而胸胁之间刺痛，筑筑然③作痛。阳跷脉在足踝之外侧，阳跷为病，则病在阳，故阳结急而阴自和缓。阴跷脉在足踝之内侧，阴跷为病，则病在阴，故阴结急而阳自和缓。两跷之为病又主癫痫、瘛疭、寒热往来、精神恍惚之症。此八脉之为证，各有分属也。

平人无脉，移于外络，兄位弟乘，阳溪列缺。

按此言反关之脉也。平人者，无病之人而寸关尺之三部诊之无脉，名为反关，此肺经之正脉移于手背之外络大肠经之位。肺为辛金，大肠为庚金，故为兄位弟乘。关部正脉则是列缺，反关则是大肠经之阳溪穴，故谓之反关。若正经无脉，则诊反关，此系胎气之生成，间或有之。

病脉既明，吉凶当别，经脉之外，又有真脉。肝绝之脉，循刀责责，心绝之脉，转豆躁疾。脾则雀啄，如屋之漏，如水之流，如杯之覆。肺绝如毛，无根萧索，麻子动

---

① 癥瘕：忠恕堂本作"瘕聚"。
② 于：此后原衍"少"字，据文义删。
③ 筑筑然：形容坚实固定的疼痛。古代用夹板夹住泥土，用木杆把土砸实。筑，筑墙。

摇，浮波开合。肾脉将绝，至如省客，来如弹石，去如解索。命脉将绝，虾游鱼翔，至如涌泉，绝在膀胱。真脉既形，胃气已绝，参察色症，断之以臆。

此言真脏之脉。真脏者，肝见纯弦，脉无胃气谓之真脏。肝脉之绝，指下如循刀，责责然劲急之状，全无和缓之意，故为真脏之脉。其心绝之脉，指下如转豆之状，厥厥动摇，燥急之势，故心绝也。脾绝之脉，如雀之啄木，频啄数下而少一停止也，又如屋漏之水，其数匀匀，一倾而一滴，又如流水去而不返之象，又如杯水倾覆之状，此盖脾绝之脉也。肺绝之脉，如风吹羽毛，轻汎①无根，萧索不振之意，又如麻子碎小之多，又如浮波一开一合之状，此皆肺绝之脉也。其肾绝之脉，至如省客而偶一来去也，又如弹石，指下沉石有力，而击指又如解索，指下如解索之状，此皆肾之绝脉也。虾游者，其状如虾在水中，缓缓而前，悠然而退。鱼翔者，状如鱼之在水，始则浮游掉尾，少则悠然而逝，此皆命之绝脉也。涌泉者，状如泉之泛溢，从下涌上之象，此系膀胱经之绝脉也。人之真脏脉者，谓肝见纯弦，心见纯洪，肺见纯毛，肾见纯石，而无胃气和缓之脉，故为真脏之脉。若真脉既形，则知胃已无气，盖脉以胃气为本，脉无胃气，故皆死之兆也。然脉理既明，更当参察色症，一一据理而断之，则生死吉凶之

---

① 汎（fàn 泛）：轻也。《说文》：“浮貌。”

法，其验即如影之随形，响之应声者也。盖医道之难所难在理之不明，医理之难尤难在脉理之不精。脉理之最详而易领会者莫过于崔紫虚先生《四言举要》也。学者当熟读深究，更以前附《频湖脉学》互相参悟，则胸中自然洞彻，所谓得心应手之巧，其在斯乎！

# 卷　下

## 伤寒五法

### 五法大旨

一曰发：发为表之。表药用辛甘，盖腠理致密，非辛甘不能开发，故曰发。发者，正表也。

二曰解：解则轻于发，为表之轻。药用辛凉，盖腠理将疏，恶寒已罢，邪将化而为热，但表病里和，非辛不能散表，非凉不能解热，故曰解。解者，解肌肉也。

三曰和：和者，又轻于解，为表将罢。药用辛凉，而辛者少凉者多，盖邪将入腑而未入于腑也，表又不可，里又不可，发、解二法俱不用，半表半里，故当用和。和者，平也。

四曰攻：攻则重于和，为表已罢，邪入于腑。药用苦寒，盖邪自三阳经入者，结于肠胃，非苦寒不能攻，故曰攻。攻者，攻实热也。

五曰救：救则与攻不同，热则攻，寒则救。药用温热，盖邪不由阳经而入，直中三阴，名曰直中。内寒盛极，阳气已微，故曰救。救者，救危阳也。

## 五法问答

### 发表 <small>计十二则</small>

问曰：脉浮何以是表证？答曰：浮者，脉在肉上行也，按之不足，如浮木然。《内经》曰：寸口脉浮，主病在外。外者表也，若在里，脉必沉，又焉得浮？故脉浮属表。又问曰：脉浮固属表，倘里证已见而脉尚浮，治法何如？答曰：里证脉带浮者，表未尽也，必先解表而后攻里。仲景云：解表不开，切勿攻里。《太阴篇》云：腹痛脉尚浮者，桂枝汤加大黄。结胸证脉浮者，不可下。然里急证固当下，今脉浮者又不敢攻矣。若表证已罢，便闭谵语，脉虽浮，当从权下之，此取症不取脉也。

问曰：发热何以是表证？答曰：寒郁于腠理，则闭塞而发热，翕翕然①作，摸之烙手，此热即发于皮肤之外，而内中无热，名曰表病里和。试以诸证论之。《内经》曰：风气客于人，使人毫毛毕直，皮肤闭而为热，可汗而已。又曰：体若燔炭，汗出而散。又曰：人之伤于寒也，则为病热，大汗，热自解也。由此观之，热之属表明矣。故见发热即是表邪未解，虽日月之久，还当解散。又问曰：发热固在表，倘发热便结，里证又急者，治法从表证乎，从里证乎？答曰：里急者当从权，亦不敢离表药。何者？即以三黄石膏汤论之。其汤治发狂口渴，反发热证，内有麻

---

① 翕翕（xī 稀）然：形容发热轻而温和。

黄者，为发热设也。以如是里急证，不敢纯用凉药，尚加辛散，况寻常发热不以表证治乎？又曰：据子之言，凡发热皆在阳经，而不在阴经。仲景云：少阴发热，当用麻黄附子细辛汤。此又何也？答曰：少阴发热者，表里俱伤。有寒为直中，非传经少阴也。虽名曰直中，今见发热，亦不得纯为直中矣，故用麻黄、细辛、附子令表里两解，乃发散温中也。若传经少阴，则恶热而不发热。然表证热与少阴热何以别之？盖少阴发热，脉来沉迟，外无头痛，或见厥逆、下清谷诸寒等症，此曰少阴证，阴证似太阳。若此证兼头痛者，是表里俱见，为两感寒证，又何以为少阴热乎？总之里证甚急而发热，利药加麻黄；少阴发热，温药加细辛、麻黄。可见发热属表证，故仲景云三阴无身热。

问曰：身痛何以是表证？答曰：寒伤营，邪之客于人也，必始于皮毛肌肉，今寒入于四肢，焉有身不痛之理。故《内经》论咳云：时盛于寒，微则为咳，甚则为泄、为痛。又《针经》云：寒甚则痛，热甚则肉消咽破。然《内经·举痛》诸证皆以寒名，未有以热而曰痛者也，即此论之，知痛为寒昭然矣。故曰凡见身痛，属寒无疑，宜以辛散，令气血流通，而痛愈也。又问曰：身痛既为表证矣，诸伤寒书言里证有身痛者，何也？答曰：里证亦有身痛，乃直中里证，非传经里证也。若传经里证，则属热，热主血行，则何有身痛哉？然直中里证而身痛者，乃寒气袭入脏腑，阳已衰微，而血气凝滞，故令身痛，宜急温之解之。若头痛发热，身痛如绳缚者，表证也；无头痛发热，身痛如受杖者，直中也。又问曰：外太阳表证皆具有身痛，不用麻黄而用四逆者，何也？答曰：表证悉具，脉当浮紧，今反沉迟无力，不用麻黄汤，盖病者素虚寒，致脉不能浮紧，故用四逆。此则症似太阳，脉似少阴。脉若浮紧，又孰敢妄用四逆乎？此从脉不从症也。

问曰：恶寒何以是表证？答曰：人身外为阳，为表。寒属阴邪，今表虚为寒所乘，名曰阴盛阳虚也。阳虚不能温其卫，致表空虚，虽在密室，亦引衣自盖，谓之恶寒。仲景云：阴盛阳虚，汗之则愈。故恶寒属表。若热在肌肉，必裸体烦躁，使他人盖覆，反自去之，是曰恶热矣，岂可与辛甘发散之表证同治哉？又曰：诸书言里证恶寒者，何故？答曰：里证恶寒者，直中也，非传经里证有恶寒也。盖传经者热已入腑，必恶热甚，又何为而恶寒？然直中有恶寒者，亦寒盛极，致阳微不温，故恶寒。比之传经在表之寒有异，况无头痛发热之表证。经曰：发热恶寒发于阳也，无热恶寒发于阴也。又问曰：恶寒固属表，倘传经里证甚急，尚恶寒者，治宜如何？答曰：里证微恶寒者，表未尽也，必先解表，然后攻里。故仲景云：表证未解，切勿骤攻，攻之为大逆。若里证危急，死在呼吸间，又当从权下之，此活法也。又问曰：误下而成结胸，今邪结在胸而痛甚，尚恶寒者，何以治之？答曰：为误下而成结胸，是表邪陷入而致结也，今尚恶寒者，是邪未尽结于胸也，必先解表，方服陷胸等汤。若竟再攻，益结其结，其人危矣。故结胸有一毫恶寒，亦不敢攻，是恶寒属表也。

问曰：脊强何以是表证？答曰：太阳经起于目内眦，上额交巅顶，下行入项，走肩膊，由脊背至足小指。邪气客于背脊，循膂上下，故脊项强，属太阳表证也。至于他经，各行其道，又何有脊项强者乎？又问曰：项强属太阳，当发表，又言结胸项强宜急下之，何故？答曰：结胸项强非真项强。盖胸与项相去不远，今邪结于上焦而衬于项，致气不得交通，其首能仰不能俯，俯则胸中痛甚，危在须臾。故结胸而致项强者，当急下之，非太阳经之项强也，宜别之。外有大表证，俯仰不碍胸中者，表之强项也；已经下过，其首能仰不能俯，俯则胸中痛者，此结胸强项也。

问曰：喘何以是表证？答曰：肺主身之皮毛，寒邪外侵必从皮毛而入。肺又司气之升降，今表受寒邪，敛束于腑，致气不得上下，故喘。试以麻黄汤论之。内杏仁者为肺经设也，麻黄所以去皮毛寒热者也，皮毛与肺同气连经，故喘是表证。久病喘者尚有麻黄杏仁劫之一法，况新病者乎？又问曰：喘既为肺为表，《指掌赋》曰：喘满而不恶寒者，当下而痊，何故？答曰：有一等传经里证，因便闭不通，致浊气上冲而成喘者，此则不属于肺，故当下之。又当察外证全无，里证急迫，方可从攻下之法，否则误矣。仲景云：喘家，无里证，宜倍投杏子。此喘之表证也。至大虚作喘，杂病作喘，又当临证详辨。

问曰：咳嗽何以是表证？答曰：肺为五脏之华盖，形有七叶下覆。寒邪乘之则叶敛束不能开发，致气上冲。故《内经》云：时感于寒，乃为咳嗽。凡有咳嗽，便属表证。又问曰：里证有咳嗽者何故？答曰：里证有咳嗽属直中，不属传经也。盖直中咳嗽者，亦寒邪上束于肺，故咳嗽，必下利清谷，四肢逆冷，外无表证为异。倘兼有表证而咳嗽者，又非直中咳嗽也。若传经则无咳嗽矣，以传经属热故也。又问曰：然咳嗽有属火者何故？答曰：嗽之属火，杂证嗽也。病有虚火、实火。火主炎上，亦令咳嗽。或先受风寒起嗽，久则变而为热，亦属火。咳嗽者，皆久病也，适有新病咳嗽，不过风寒伤肺之一端，内外无大症，惟咳嗽而已。至于伤寒一见，咳嗽非表证即直中也，不得谓传经而有咳嗽也。

问曰：头痛何以是表证？答曰：三阳经上至于头，惟太阳脉最长，其痛居多。少阳、阳明俱有头痛，各取其证以治之，然三阳固皆表也。又问曰：三阴经无头痛，厥阴何以有头疼？答曰：阴经至头而还，惟厥阴与督脉会于巅顶，而都摄诸阳，故有头痛。然厥阴头疼亦不多见，必呕吐涎沫，内无火也，属直中，当温之。倘传至厥阴，头痛，脉浮，为欲愈不愈，用小建中汤。

问曰：四肢拘急何以是表证？答曰：寒侵皮毛则拘急。《内经》曰：寒多则筋挛骨痛，热甚则筋弛肉缓。故四肢拘急即是表证。又问曰：阴证亦有拘急者，何也？答曰：直中阴经，因纯寒拘急。若传经里证，则属热，热则体舒，焉得拘急乎？然直中拘急，何以别之？身热头痛，表也；无身热头痛，直中也。若汗吐下后，四肢拘急，此津液内竭，血不能润筋骨，当用真武汤。必审其曾汗吐下以耗其正否。问曰：目舌和何以是表证？答曰：目者，五脏之精神所系；舌者，所以司味，因寒热而变者也。若脏腑有热，则目必黄赤，舌必干枯有苔。今目舌如常，知邪未入脏腑，表病里和，虽有寒热，知在表也。

问曰：脉不出何以是表证？答曰：脉者血之府，若热则血行，岂有脉伏之理？惟表受寒深，忽然脉伏。又问曰：里证亦有脉伏者，何也？答曰：里证脉伏惟直中有之，乃寒极凝滞也，故用四逆加猪胆汁以治之。若传经里证，则属热，何得脉伏？又问曰：阳厥脉伏者何也？答曰：阳厥脉伏，百无一二，外或见火热证；或有热极似寒而脉伏，然指尖必温；或内结热燥，屎气闭不通，忽然厥去，脉亦致伏，可诊其足跗以决治；或有大痛而脉亦伏者，此当临证细审。至于寻常脉，非表证即直中也。

问曰：口不渴，大小便如常，何以是表证？答曰：皮毛肌肉为表，筋骨脏腑为里。邪在表，内里和平，故曰不渴，二便如常。若热邪传里，烧灼脏腑，必口渴便闭，或下利肠垢而小便短赤，拂其常也。故曰口不渴，二便如常，则表病里自和也。

### 肌肉 计三则

问曰：尺寸俱长，何以是阳明肌肉有邪？答曰：长者泛溢也，言过于本位。阳明为气血俱多之经，邪一传之，薰蒸肌肉，则血气淖溢。尺寸俱长，当用辛凉透热，不可用辛甘发表也。又问曰：脉长者，邪入阳明肌肉，有投承气汤者何也？答曰：阳明用承气汤者，阳明腑也，非阳明之经也。若在阳明腑病，当下之。其脉长洪有力，内必有便闭、谵语等症，方敢投承气汤。若阳明经病，其脉长而浮，乃表病而里和，又孰敢用承气乎？盖由经腑不明，临证时手足无措，攻里不可，发表又不可。但依伤寒诸书云凡在阳经者不可下，又曰阳明当急下之，医家不知何者为是，何者为非。仲景立法原善，但文字深奥，非浅学所能解。而王叔和以六经各集成篇，致阳经不分经腑，阴经不分传中。当知仲景用攻者，攻阳明之腑，不攻阳明之经；用表者，表阳明之经，不表阳明之腑。又焉得以经为腑，以腑为经乎！

问曰：目痛鼻干，何以是邪在肌肉？答曰：目鼻者，阳明胃腑所布之经络也。盖胃主肌肉，邪之侵人，必由皮毛而入肌肉。今目痛鼻干，则知邪在阳明肌肉。至于他经，则各行其道，无此症焉。

问曰：漱水不欲咽，何以是邪在肌肉？答曰：唇者，肌肉之本。今唇焦，思漱水以润之，知邪在肌肉中。然不欲咽者，知脏腑无热故也，乃表病里和也。又问曰：表证即除，已属里证，或亦有漱水不欲咽者，治法从表乎，从里乎？答曰：既无表证，里证有热，热则消水，漱当咽，若不咽者，内有瘀血也。何以别之？外无表证，小肠硬满，小便自利，大便枯黑，当用桃仁承气汤。

**和解** 计十则

问曰：脉不浮不沉，何以是半表半里证？答曰：浮为在表，沉为在里。今不浮不沉者，曰表则邪将入腑，曰里邪固未入腑也，知邪在半表半里也。

问曰：往来寒热，何以是半表半里证？答曰：热邪属阳，寒邪属阴。足少阳胆经正阴阳交界之所，邪至此经致阴阳相争，故往来寒热即属半表半里。又问曰：阳明亦有往来寒热，何也？答曰：阳明经病，邪在肌肉中则身发热，焉得有往来寒热？已传阳明之腑，郁热薰蒸，结粪在内，寒热往来，当用大柴胡汤或承气汤。故阳明内热亦有寒热往来之症。

问曰：呕吐何以是半表半里证？答曰：邪将入里，里气上冲，邪气分争，故呕吐。然呕吐虽出于胃，原是少阳部位，故见呕吐即是半表半里。又有胃热而呕吐，另是一证，必观口之渴与不渴以别之。

问曰：胁痛何以是半表半里证？答曰：足少阳胆经布之胁下，故胁痛属少阳。又曰：水气亦令胁痛者，何也？

答曰：水气胁痛必见干呕，心满，咳引胁下痛，头出汗，此属水气胁痛。若少阳胁痛，是有少阳证见也。

问曰：胸前胀满，何以是半表半里证？答曰：胸前上半截乃清阳之分，正在半表半里，邪至此将入里，而未得入也。今胸满而腹未满者，乃邪气而非有物也，故胸满在半表半里。今腹中胀满，是有物而非邪气。又问曰：痞气亦胸前满胀，何以别之？答曰：痞气因邪在表，为医误下以致胸胀，必问其曾经下否，审其果误下者，即是痞气。若未经下过，而具少阳证，即是半表半里之胀满也。

问曰：耳聋何以是半表半里证？答曰：足少阳胆经上络于耳，故聋为半表半里证。

问曰：头汗何以是半表半里证？答曰：诸阳经脉络上至于头，则有头汗出，若诸阴经脉络皆至于颈项而还，焉得汗出？故一见头汗出，即是半表半里证。又问曰：既诸阳脉上至于头，今头汗出当是表证，何以为半表半里证？答曰：若是表证，尚有寒邪闭塞，焉得有汗？今既有汗，是寒邪将为热也。但名曰里证，则头自汗出，表证则头无汗出，故曰半表半里。又问曰：瘀血、发黄、水气三证，俱有头汗出，何也？答曰：瘀血头汗出，小便自利；发黄头汗出，小便不利；水气头汗出，胸满咳呕；若半表半里头汗出，必寒热往来。然三证头汗出者，亦皆未离乎阳经，可见属半表半里无疑矣。

问曰：盗汗何以是半表半里证？答曰：热邪蒸灼腠

理，使人有汗；寒则腠理闭塞，而无汗矣。若曰是里，当汗出不常。今汗睡而出，觉而收，是邪即壮于阴分，亦未深入于阴分，其邪尚浅，故曰属半表半里也。又问曰：杂证盗汗，亦作半表里乎？答曰：杂证盗汗，乃阴虚之极，血分亏弱，名劳怯之证。伤寒盗汗，有余之邪，不与杂证同。

问曰：舌滑何以是半表半里证？答曰：舌既司肠胃，寒热之变，在表则舌和如常，在里则舌干枯焦色。今舌滑尚有津润，但不如常，邪将入腑未深入腑也，故曰半表半里证。

问曰：目眩口苦，何以是半表半里证？答曰：目者，肝之窍也，胆附于肝。今少阳胆病，其目眩口苦者，热泄胆汁故口苦。凡目眩口苦，即属少阳半表半里也，当和解之。

## 攻里 <sub>计十六则</sub>

问曰：脉沉而有力，何以是传经里证？答曰：脉者血之腑也，人身之元气也，故脉存则生，脉绝则死，太过不及则病。内实则脉实，内虚则脉虚。然沉者病脉，病主在里。有力者实也，主病为热。今沉而有力者，是里实且热也，故脉沉而有力，为传经里证。

问曰：潮热何以是里证？答曰：潮热如潮之信，不失其时。今日未申时热，明日亦未申时热，盖未申时属阴，今见潮热，是邪属阴分，热结在里，蒸灼在粪，故见潮热，当下之。又问曰：潮热里证，固当下，倘或有表证，何以治之？答曰：潮热属表则解表，属里则攻里，兼表里者先解后攻。

问曰：恶热何以是里证？答曰：热传脏腑，薰蒸烦躁，即恶热。致揭衣被，扬手露足，此热传腑也，故里结则恶热。然寒在内则恶寒，属直中，不是传经里证，此也。

问曰：腹痛何以是里证？答曰：坤为腹，乃纯阴也，谓之曰阴，则腹痛不得为表证明矣。若胸前痛而腹中未痛，是邪尚在阳分，未深于里，当作半表半里治之。腹痛知热邪传里矣。又问曰：即是里证，当投大黄，今用桂枝者何也？答曰：或太阳证为医误下，而致腹痛者，尚有微表未解；或已成太阴里证，而脉尚带浮者。故用桂枝、大黄，令表里两解。然腹痛属阴，又有传经、直中之分，不可混也。

问曰：下利何以是里证？答曰：下利出于肠胃，邪在表则里和，焉得下利，邪传入腑，肠胃受热，故有下利。然表证亦有下利否？曰：三阳合病则有下利，或少阳与阳明合病。阳明者内主胃腑，故有下利。三阳合病，若不入腑，必无下利，何以别之？但有发热及诸表证耳。下利固为里证，又须分传经直中，传经则下利肠垢，直中则下利清谷。

问曰：转矢气何以是里证？答曰：转矢气者，气下泄也，令人将欲大便。必先气泄，况病内又有燥粪，结而弗通，则气常下泄。故《阳明篇》云：若不转矢气，不可与承气汤。是知转矢气属里证。

问曰：手足心、腋下有汗，何以是里证？答曰：人身诸背为阳，诸腹为阴。手足掌心、腋下皆阴，属五脏经络所系。邪热入腑，薰蒸脏腑，致掌心、腋下汗出，故为里证。若掌心、腋下未滋润者，邪尚在表而未入里也；掌心、腋下汗出，大便已结，当急下之，以里热故也。

问曰：咽干齿燥何以是里证？答曰：咽为胃之路，齿乃骨之余。今咽干，腑热甚也；齿燥，热灼骨也。然骨与胃皆属里，故为里证也。又问曰：内热甚，当咽痛，寒证亦咽痛，何也？答曰：直中之寒，咽痛者必下利清谷，四肢厥逆，此乃寒极反致咽痛。然与之水则不能饮，不若传经之咽干齿燥，思水时甚也。

问曰：目不明何以是里证？答曰：目为五脏精华所系，瞳神属肾，内热灼极，则肾水不能荣养，致目不能照物。当急下之，以救肾家将绝之水，误投燥热，必至不救矣。

问曰：谵语、发狂何以是里证？答曰：热结于胃，故谵语。热极则发狂，轻则为谵语。又问曰：发狂、谵语是热实阳甚，经云有虚有实，何也？答曰：惊狂是虚，惊则有所畏触者。然或当汗不汗，用火迫急，以致虚阳发越于外，为火邪惊狂，治宜柴胡、龙骨、牡蛎之类，非如实热发狂之可下也。实热发狂，则无所畏。然脉实为实，脉虚为虚。又禁之可止为虚，禁之不可止为实。虚实之辨，宁可混乎？

问曰：小腹满何以是里证？答曰：胸膈属清阳之分，胀满乃邪气而非物也。小腹乃糟粕之处，若胀满是有物而非独气也，宜急下之。又问曰：瘀血证及溺涩者，亦小腹满，何以别之？答曰：若小便自利，小腹硬满而痛者，瘀血证也；若小便不利而小腹胀满者，即溺不通而致胀也；若小便短赤，大便闭结，致小腹硬者，内有干粪故也。故小腹胀满虽有瘀血、溺涩、燥屎三者之不同，固皆里证耳。或导水，或攻瘀，或攻结粪，此皆胀之实者。或有虚寒鼓急，小腹不仁，此皆丹田气衰，又当温补元阳者。辨之为当耳。

问曰：下利清黄水，何以是里证？答曰：胃中以久失下，燥粪结实成块，则清黄水漏下魄门矣。以理观之，凡物之聚而结实者，水液不能渗漏；物坚如磊石者，沃之水必渗漏矣。今下利清黄水，结粪亦如磊石在内，故水从旁漏渗，宜急下之。若是直中，下①利清谷，为漏底伤寒，当用四逆。一属胃肠燥结，一属阳虚不固，彼此误用，惨如锋刃，可不慎乎！

问曰：不得眠何以是里证？答曰：热邪入腑，令人烦

---

① 下：原作"不"，据文义改。

躁神昏，则不得眠。若直中寒证则属阴，阴主静，静则多眠。故不得眠，是传经里证。又问曰：不得眠有不可用凉药者，何也？答曰：此汗吐下后证也，名曰津液内竭，故不得眠，必心蕴虚烦，脉来浮弱，当用真武汤及酸枣仁等汤治之。若热烦里证不得眠者，则躁扰口渴不已，脉必有力，凉药乃对证之治，何不可用？此不眠分治之殊。

问曰：小便频何以是里证？答曰：饮食入胃，由胃传入小肠。经曰：小肠者，受盛之府。水谷混受，由小肠而下，则有膀胱与大肠。清者渗入膀胱，糟粕传入大肠，膀胱不利，水入大肠则泄泻。大便闭①结，津液偏渗于前，则小便频。故大便闭而小便频者，属可攻之里证。小便若少，大便虽闭，水液不久必入大肠，当先硬后溏。仲景云：小便少者不可攻，以其不久当自便也。要知小便频，非清利之为也，若清利则表证与虚寒也。

问曰：自汗何以是里证？答曰：寒则腠理闭塞，热则腠理开泄。太阳始受寒邪，未化为热，则腠理致密而无汗，当用麻黄汤以发汗。如无汗忽自有汗者，知热已入腑，薰蒸如鼎沸然，故自汗为里证。又问曰：自汗用桂枝汤者，何以故？答曰：有自汗而用桂枝汤者，太阳伤风证耳。若里证热邪所蒸而自汗，辛甘之品孰敢妄用？《伤寒赋》曰：桂枝下咽，阳盛则毙。何以别之？淅淅然恶风，

---

① 闭：原作"便"，据忠恕堂本改。

头痛发热悉具者，伤风太阳表证自汗也。躁烦恶热，不畏风寒者，里证自汗也。

问曰：头痛发热俱止，何以是里证？答曰：邪之初中，必始于太阳。太阳为表之表，则头疼发热。少阳阳明为表之中，亦有头疼发热。若邪传阴经，则为入里，表既入里，岂有头疼发热者乎？病不解而无头疼发热者，邪传里也。故《指掌》云：三阴无头疼发热。此之谓也。

**救里** 计十二则

问曰：脉沉而无力，何以是直中寒证？答曰：凡人气周于身，发于脉，故热则脉数，寒则脉迟，定理也。沉者，阴脉也。无力者，虚也。寒中阴经，阳气衰微，脉必无力。故脉见无力即为虚，为寒，为直中。外虽有大热大表证，不可发表，不可攻里。故《太阳篇》云：表证悉具，脉无力者，宜用四逆汤。此凭脉不凭症也，临证慎之。

问曰：下利清谷，何以是寒直中？答曰：寒邪居内，则水谷不化而出清谷。经曰：食入即化臭腐而出，是有火也；食下不化，完谷而出，是有寒也。又曰：天寒则水清，天热则水浊。《病机》云：诸病水液澄彻清冷者，皆属于寒。故知下利清谷属寒也。若实热下利，则肠垢而非清谷也。

问曰：小便清长何以是寒证？答曰：有热在内，则小便赤涩短少；若内有寒，则小便清长也。又问：邪在皮毛未入腑者，亦小便清长，何也？答曰：邪在表，里尚和，小便当如常日。至于有寒在内之清长，则异于常日，必见厥逆清谷，外无表证。若有头疼发热，而小便如常，则属表也。

问曰：四肢厥逆何以是寒证？答曰：四肢属阳，寒邪属阴。直中之寒，内必阳衰。阳衰而阴邪盛，故四肢发冷，过乎肘膝。肘膝为之四关，今寒过之，故为直中。又问曰：阳厥四肢亦冷，何也？答曰：热极似寒，物至而反。四肢虽厥，指甲温微；当察其小便，或赤或闭；试之冷水饮与不饮，必口渴喜饮；或下肠垢；脉必沉实有力。但有疑似，当究其要以决之。

问曰：呕吐清涎沫，何以是直中寒证？答曰：阳衰则气不固，不能收摄其液，以至冷沫随口涌出。若胃家湿热上蒸，亦有吐涎沫者，于证当是有别也。

问曰：背恶寒，何以是直中寒证？答曰：背为阳，寒属阴。今背恶寒，是阴邪乘阳分，是阴盛阳衰也。又问曰：阳明腑病亦背恶寒，何也？答曰：阳明腑病背恶寒者，是有阳明诸证，口必躁渴。是背属阳，热陷入腑，背阳骤空，故背亦恶寒，然脉必长实而数，宜用白虎汤，与直中大异也。

问曰：蜷卧何以是直中寒证？答曰：热则手足舒散，寒则手足蜷卧，此必然之理也。又问曰：阳经表证亦有蜷卧者，何也？答曰：是亦表受寒盛也，然有头疼发热、脉浮有力为异耳。

问曰：多眠何以是直中寒证？答曰：阴则主静，静则多眠；热则属阳，阳则主动，动则少眠。故多眠为寒证也。又问曰：表证亦有多眠者，何也？答曰：表证多眠，寒邪束表，头疼发热。若传于腑，烦躁恶热，揭去衣被，甚则谵语，何得多眠？故多眠属阴，属寒，非表证即是直中也。

问曰：囊缩何以是直中寒证？答曰：盖热主舒而阴主敛，定理也。直中为阴盛阳衰，阳衰则不能温其下，故囊缩。又问曰：《指掌》以囊缩而用承气汤者，何以故？答曰：厥阴者，肝也。肝主周身之筋，若次第传至厥阴，六经已尽。邪气盛者，致筋急舌卷，如中风状，而囊为之缩，以筋聚于阴器故也。然《指掌》以囊缩当下者，必口渴烦满之极，方敢投承气汤。若口不渴，兼有厥逆清谷诸证，其可妄下乎？寒热不审，误者多矣。

问曰：唇甲青何以是直中寒证？答曰：唇甲青，血气之最易见者。血气温和，唇则红润，甲则红活。寒气中之，血则凝涩不能流润，故唇甲见青色。况赤属热，而青属寒，故见唇甲青为寒证。又问曰：阳厥唇甲亦变色者，何也？答曰：阳厥，热深极也，极则致厥。然唇甲之色必紫黑，紫黑属水，热极反兼水化之证，口必渴，能饮水，启唇视之，咽喉如煤，指尖必温，脉必有力，或反伏以气血乱故也。若直中者，唇青而口和，甲青而指尖冰冷。寒热之分，自当有别耳。

问曰：吐蛔何以是寒证？答曰：中气温和，蛔得以安。胸胃有寒，蛔不能安，故致吐蛔也。吐蛔发厥，名曰蛔厥。法用附子、干姜之温，乌梅、川椒以安蛔，故吐蛔属寒也。又问曰：倘外有大热证而吐蛔者，则又何如？答曰：先安蛔，而后治他证。不然膈上虚寒，犯之必危也。

问曰：干呕何以是寒证？答曰：寒郁于中脘，阳气蕴不能舒，故致干呕。又问曰：太阳、少阳水气亦令人干呕，如何别之？答曰：太阳干呕，头疼发热；少阳干呕，胸满胁痛；水气干呕，咳引胁下痛；若直中干呕，则外无一毫表证，纯是寒象，急宜温之。然太阳、少阳、水气三者干呕，亦不离乎寒也。

以上问答，可为详悉，学者熟玩而会通之，庶几妥当。

## 司天岁气

甲己土运，为南政者，盖土居中央，君尊南面而行。余四运以臣事之，面北而受命。所以有别也，是为南政北政取义也。

子午年少阴君火司天，岁气热化①之候。

司天者，天之气候也。君火者，手少阴心经也。心

---

① 化：原脱，据状元阁本补。

者，君主之官，神明出焉。君火乃主宰阳气之本，余象生旺，乃发生万物之源。

### 阳明燥金在泉　手阳明大肠经也

在泉者，地之气候也。初之气，厥阴风木用事，子上父下，益辛泻苦。自年前十二月大寒节起，至二月惊蛰终止。天时：寒风切冽，霜雪水冰，蛰虫伏藏。民病：关节禁固，腰腿疼，中外疮疡。二之气，少阴君火用事，火盛金衰，补肺泻心。自二月春分节起，至四月立夏终止。天时：风雨时寒，雨生羽虫。民病：淋气郁于上，面热目赤。三之气，少阳相火用事，君相二火兼旺，泻苦益辛。自四月小满节起，至六月小暑终止。天时：大火行，热气生，羽虫不鸣，燕、百舌、杜宇①之类。民病：厥热心痛，寒更作咳喘目赤。四之气，太阴湿土用事，子母相顺，泻肺补肾。自六月大暑节起，至八月白露终止。天时：大雨时行，寒热互作。民病：黄疸，衄血，咽干，呕吐痰饮。五之气，阳明燥金用事，心盛肺衰，火怕水复。自八月秋分节起，至十月立冬终止。天时：温气乃至，初冬尤暖，万物尚荣。民病：寒热伏邪，于春为疟。六之气，太阳寒水用事，火衰心病，泻咸益苦。自十月小雪节起，至十二月小寒终止。天时：暴寒劲切，火邪恣毒，寒气暴止。民病：生肿，咳喘，甚则血溢，下连小腹，而作寒中。

----

① 百舌杜宇：百舌，鸟名，又称乌鸦。杜宇，即杜鹃。

丑未年太阴湿土司天，岁气湿化之候。

太阴湿土者，足太阴脾经也。脾属中央戊己土，每季寄旺十八日，合为七十二日，以应一岁，六六三百六十日之成数也。

## 太阳寒水在泉　足太阳膀胱经也

初之气，厥阴风木用事，主旺客衰，泻酸补甘。自年前十二月大寒节起，至闰二月惊蛰终止。天时：大风发荣，雨生毛虫。民病：血溢，经络拘强，关节不利，身重筋痛。二之气，少阴君火用事，以下生上，泻甘补咸。自二月春分节起，至四月立夏终止。天时：大火至，疫疠，君令宜行，湿蒸相抟，暴雨时降。民病：瘟疫盛行，远近咸若。三之气，少阳相火用事，土旺克水，补肾泻脾。自四月小满节起，至六月小暑终止。天时：雷雨电雹，地气腾，湿气降。民病：身重跗肿，胸腹满，感冒湿气。四之气，太阴湿土用事，甘旺咸衰，补肾益膀胱。自六月大暑节起，至八月白露终止。天时：炎热沸腾，地气升，湿化不流。民病：腠理热，血暴溢，寒疟，心胀，浮肿。五之气，阳明燥金用事，土能生金，益肝泻肺。自八月秋分节起，至十月立冬终止。天时：大凉，雾露降。民病：皮肤寒，疟痢甚行。六之气，太阳寒水用事，以下克上，泻脾补肾。自十月小雪节起，至十二月小寒终止。天时：大寒凝冽。民病：关节禁固，腰腿拘痛。

寅申年少阳相火司天，岁气火化之候。

少阳相火者，三焦浮流之火，火邪炎上，上克肺金，金受克，肾水失母，则上盛下衰，衰阳上攻，变生诸疾，致伤元气。

### 厥阴风木在泉　足厥阴肝经也

初之气，厥阴风木用事，子父相逢，泻苦益辛。自年前十二月大寒节起，至二月惊蛰终止。天时：热风伤人，时气流行。民病：寒热交作，咳逆头痛，血气不调，心腹不快。二之气，少阴君火用事，肺衰心盛，制苦益辛。自二月春分节起，至四月立夏终止。天时：暴风疾雨，温湿相蒸。民病：上焦咳逆，胸膈不利，头痛寒热。三之气，少阳相火用事，夏旺火炽，补肺益大肠。自四月小满节起，至六月小暑终止。天时：炎暑亢旱，草萎河轮。民病：烦热目赤，喉闭失血，热渴风邪，人多暴死。四之气，太阴湿土用事，火能生土，泻甘补咸。自六月大暑节起，至八月白露终止。天时：风雨时降，炎暑未去。民病：疟痢久作，寒热头疼。五之气，阳明燥金用事，肺金受邪，泻苦补辛。自八月秋分节起，至十月立冬终止。天时：寒热风雨，草木黄落。民病　寒邪风热。六之气，太阳寒水用事，心火受克，泻咸补苦。自十月小雪节起，至十二月小寒终止。天时：寒温无时，地气正寒，霜露乃降。民病：感冒寒邪，关节不利，心腹疼痛。

卯酉年阳明燥金司天，岁气燥化之候。

阳明燥金者，肺与大肠之气，庚辛也。

## 少阴君火在泉

初之气，厥阴风木用事，金木相克，补酸泻辛。自年前十二月大寒节起，至二月惊蛰终止。天时：阴始凝，风始肃，水乃冰，寒雨多，花开迟。民病：寒热浮肿，失血呕吐，小便赤淋。二之气，少阴君火用事，火盛金衰，泻苦益辛。自二月春分节起，至四月立夏终止。天时：臣居君位，大热早行。民病：疫疠流行，人多暴卒。三之气，少阳相火用事，主盛客衰，泻心补肺。自四月小满节起，至六月小暑终止。天时：燥热交加，风雨暴至。民病 热寒头疼，心烦作痛。四之气，太阴湿土用事，以下生上，泻辛益酸。自六月大暑节起，至八月白露终止。天时：早秋寒雨，有伤苗稼。民病：猝暴寒热，风邪伤人，心浮疼肿，疮疡失血。五之气，阳明燥金用事，金盛木衰，泻肺补肝。自八月秋分节起，至十月立冬终止。天时：冬行春令，草木生春，风雨生虫。民病：寒热作痢，气血不和。六之气，太阳寒水用事，客来助主，益苦泻咸。自十月小雪节起，至十二月小寒终止。天时：气候反温，蛰虫出现，反行春令。民病：疫疠温毒，寒邪伏邪。

辰戌年太阳寒水司天，岁气寒化之候。

太阳寒水者，足膀胱经也，与足少阴肾经合为表里，属北方壬癸水。

## 太阴湿土在泉

初之气，厥阴风木用事，脾胃受邪，泻咸助甘。自年前十二月大寒节起，至二月惊蛰终止。天时：气早暖，草早荣，温风至。民病：瘟疫，寒热头痛，呕吐疮疡。二之气，少阴君火用事，心火受邪，泻咸补苦。自二月春分节起，至四月立夏终止。天时：春寒多雨，寒热无时。民病：气郁中满，浮肿寒热。三之气，少阳相火用事，以上克下，泻咸助苦。自四月小满节起，至六月小暑终止。天时：暴热乍凉，疾风暴雨。民病：寒热吐利，心烦闷乱，痈疽疮疡。四之气，太阴湿土用事，木旺土衰，泻酸补甘。自六月大暑节起，至八月白露终止。天时：风湿交争，雨生羽虫，暴风疾雨。民病：大热短气，赤白痢泻。五之气，阳明燥金用事，金生水旺，制咸益苦。自八月秋分节起，至十月立冬终止。天时：湿热两行，客行主令。民病：气虚客热，血热妄行，肺气壅盛。六之气，太阳寒水用事，水盛火衰，泻咸助苦。自十月小雪节起，至十二月小寒终止。天时：凝寒雨雪，地气正，湿令行。民病：凄惨，孕妇多灾，脾受湿，肺旺肝衰。

己亥年厥阴风木司天，岁气风化之候。

厥阴风木者，足厥阴肝经也，肝属东方甲乙木，春旺七十二日也。

**少阳相火①在泉**

初之气，厥阴风木用事，脾胃受邪，泻酸补甘。自年

---

① 火：原作"水"，据文义改。

前十二月大寒节起，至二月惊蛰终止。天时①：寒始肃，客行主令，杀气方至。民病：寒属右胁气滞，脾胃虚壅。二之气，少阴君火用事，火旺金衰，泻心补肺。自二月春分节起，至四月立夏终止。天时：寒不去，霜雪冰，杀气施，水草焦，寒雨至。民病：热中，气血不升降。三之气，少阳相火用事，肺经受邪，泻苦益辛。自四月小满节起，至六月小暑终止。天时：风热大作，雨生羽虫。民病：泪出，耳鸣掉眩。四之气，太阴湿土用事，木土相刑，泻酸益甘。自六月大暑节起，至八月白露终止。天时：热气返用，山泽浮云，暴雨溽湿。民病：心受邪，黄疸，面为浮肿。五之气，阳明燥金用事，以金刑木，泻肺益肝。自八月秋分节起，至十月立冬终止。天时：燥湿更胜，沉阴乃布，风雨乃行。民病：寒气入体，肺受风，脾受湿，发为疟。六之气，太阳寒水用事，主助客胜，泻酸补甘。自十月小雪节起，至十二月小寒终止。天时：炎火司令，阳乃火化，蛰虫出现，流水不冰，地气大发，草乃生。民病：瘟疫，心肾相制。

按运气证治之说，所以参天地阴阳之理，明五行衰旺之机，考气候之寒温，参民病之凶吉。苟不因其岁以明乎此，临病施治之际，是犹涉海问津，莫知所自，焉乎以得加减补泻之法，以施寒热温凉之剂，固人不可不知者也。

---

① 时：原作"气"，据忠恕堂本改。

然或有验而不应者，何欤？阴阳之消长，寒暑之更易，或失其常故耳。智者要当通其变以神其用，又岂可胶柱鼓瑟，按图索骥也耶？

## 五运六淫

己亥年厥阴司天，风淫所胜，平以辛凉，佐以苦甘，以甘缓之，以酸泻之厥阴气未为盛热，故以凉药平之。清反胜之，治以酸温，佐以甘苦。

子午年少阴司天，热淫所胜，平以咸寒，佐以苦甘，以酸收之。寒反胜之，治以甘温，佐以苦酸辛。

丑未年太阴司天，湿淫所胜，平以苦热，佐以酸辛，以苦燥之，以淡泄之。湿上甚而热，治以苦温，佐以甘辛，以汗为故身半以上，湿气有余，火气复郁，则宜解表流汗①而祛之也。热反胜之，治以苦寒，佐以苦酸。

寅申年少阳司天，火淫所胜，平以咸②冷，佐以苦甘，以酸收之，以苦发之，以酸复之热气已退，时发动者，是为心虚气散不敛，以酸收之，仍兼寒助，乃能除根。热见大甚，则以苦发之。汗已便凉，是邪气尽；汗已犹热，是邪气未尽，则以酸收之；已汗又热，又汗复热，是脏虚也，则补其心可也。寒反胜之，治以甘热，佐以苦辛。

卯酉年阳明司天，燥淫所胜，平以苦温，佐以酸辛，

---

① 汗：原作"行"，据《金陵本本草纲目新校正》改。
② 咸：原作"酸"，据《素问·至真要大论》改。

以苦下之制燥之法以苦温。宜下必以苦，宜补必以酸，宜泻必以辛。热反胜之，治以辛寒，佐以苦甘。

辰戌年太阳司天，寒淫所胜，平以辛热，佐以甘苦，以咸泻之。热反胜之，治以咸冷，佐以苦辛。

寅申年厥阴在泉，风淫于内，治以辛凉，佐以苦甘，以甘缓之，以辛散之风喜温而恶清，故以辛凉胜之。以苦随所利也。木苦急，以甘缓之。木苦抑，以辛散之。清反胜之，治以酸温，佐以苦甘，以辛平之。

卯酉年少阴在泉，热淫于内，治以咸寒，佐以甘苦，以酸收之，以苦发之热性恶寒，故以咸寒。热甚于表，以苦发之；不尽，复寒制之；寒制不尽，复苦发之，以酸收之。甚者再方，微者一方，可使必已。时发时止，亦以酸收之。寒反胜之，治以甘热，佐以苦辛，以咸平之。

辰戌年太阴在泉，湿淫于内，治以苦热，佐以酸淡，以苦燥之，以淡泄之湿与燥反，故以苦热。佐以酸淡，利窍也。热反胜之，治以苦冷，佐以咸甘，以苦平之。

巳亥年少阳在泉，火淫于内，治以咸冷，佐以苦辛，以酸收之，以苦发之火气大行于心腹，咸性柔软以制之。以酸收其散气。大法须汗者，以辛佐之。寒反胜之，治以甘热，佐以辛苦，以咸平之。

子午年阳明在泉，燥淫于内，治以苦温，佐以甘辛①，

---

① 治以苦温佐以甘辛：原作"治以甘辛"，据《素问·至真要大论》改。

以苦下之温利凉性，故以苦①下之。热反胜之，治以辛寒，佐以苦甘，以酸平之，以和为利。

丑未年太阳在泉，寒淫于内，治以甘热，佐以苦辛，以咸泻之，以辛润之，以苦坚之以热治寒，是为摧胜，折其气也。热反胜之，治以咸冷，佐以甘辛，以苦平之。

司天主上半年，天气司之，故六淫谓之所胜，上淫于下也，故曰平之。在泉主下半年，地气司之，故六淫谓之于内，外淫于内也，故曰治之。当其时而反得胜己之气者，谓之反胜。六气之胜，何以征之？燥甚则地干，暑胜则地热，风胜则地动，湿胜则地泥，寒胜则地裂，火胜则地涸是也。其六气胜复主客、证治病机甚详，见《素问·至真要大论》，文多不载。

## 六腑五脏用药气味补泻

肝、胆：温补凉泻，辛补酸泻。

心、小肠：热补寒泻，咸补甘泻。

肺、大肠：凉补温泻，酸补辛泻。

肾、膀胱：寒补热泻，苦补咸泻。

脾、胃：温热补，寒凉泻，各从其宜　甘补苦泻。

三焦、命门：同心。

五脏更相平也。一脏不平，所胜平之。故云：安谷则

---

① 苦：原作"以"，据忠恕堂本改。

昌，绝谷则亡。水去则营散，谷消则卫亡，神无所居。故血不可不养，卫不可不温。血温气和，营卫乃行，常有天命。

## 五脏五味补泻

肝　苦急，急食甘以缓之<sub>甘草</sub>，以酸泻之<sub>赤芍</sub>，实则泻子<sub>甘草</sub>。欲散，急食辛以散之<sub>川芎</sub>，以辛补之<sub>细辛</sub>，虚则补母<sub>地黄、黄柏</sub>。

心　苦缓，急食酸以收之<sub>五味</sub>，以甘泻之<sub>甘草、参、芪</sub>，实则泻子<sub>甘草</sub>。欲软，急食咸以软之<sub>芒硝</sub>，以咸补之<sub>泽泻</sub>，虚则补母<sub>生姜</sub>。

脾　苦湿，急食苦以燥之<sub>白术</sub>，以苦泻之<sub>黄连</sub>，实则泻子<sub>桑白皮</sub>。欲缓，急食甘以缓之<sub>炙草</sub>，以甘补之<sub>人参</sub>，虚则补母<sub>炒盐</sub>①。

肺　苦气逆，急食苦以泄之<sub>诃子</sub>，以辛泻之<sub>桑皮</sub>，实则泻子<sub>泽泻</sub>。欲收，急食酸以收之<sub>白芍</sub>，以酸补之<sub>五味</sub>，虚则补母<sub>五味</sub>。

肾　苦燥，急食辛以润之<sub>黄柏、知母</sub>，以咸泻之<sub>泽泻</sub>，实则泻子<sub>芍药</sub>。欲坚，急食苦以坚之<sub>知母</sub>，以苦补之<sub>黄柏</sub>，虚则补母<sub>五味</sub>。

凡药之五味，随五脏所入而为补泻，亦不过因其性而

---

① 炒盐：状元阁本作"五味"。

调之。酸入肝，苦入心，甘入脾，辛入肺，咸入肾。辛主散，酸主收，甘主缓，苦主坚，咸主软。辛能散结润燥，致津液，通气；酸能收缓敛散；甘能缓急调中；苦能燥湿坚软；咸能软坚；淡能利窍。

甘缓、酸收、苦燥、辛散、咸软、淡渗，五味之本性，一定而不变者也。其或补或泻，则因五脏四时而迭相施用者也。温、凉、寒、热，四气之本性也；其于五脏补泻，亦迭相施用也。此特洁古张氏因《素问》饮食补泻之义，举数药以为例耳，学者宜因意而充之。

# 校注后记

## 一、作者生平考

《医宗备要》为清·曾鼎撰。曾鼎（1736—?），字亦峦，号香田，盱江南城人（今江西省抚州市南城县），著有医书四种：《妇科指归》（四卷）、《幼科指归》（二卷）、《痘疹会通》（四卷）、《医宗备要》（三卷）。曾鼎学术宗喻嘉言，专精脉理。其对脉理研究颇深，非常重视观察平常人之脉象，并细心体会，尝曰："必熟平脉，乃识病脉也。"因而积累了丰富的诊脉经验，并在临证治病中得到了充分的应用，临床疗效"多奇验"，此后"誉日起，游京都，名益震焉"。据《中国历代医家传录》转载《南城县志》："（曾鼎）工医，驰名京邑，王公争礼之。鼎幼习举艺，后以家贫，理父业，旅豫章城之白马庙。庙故为喻嘉言禅栖所……性阔达慷慨，脱略势力，贫子窭人，不计酬谢，反饮助之……酒酣时，纵说古今得失，洞中肯綮。晚岁，仍寓居豫章。卒年八十有奇。"

## 二、版本考证与校注过程

从可考证的版本推测，《医宗备要》先后至少经过 6 次刊行，计 3 个版本系统。

据《中国中医古籍总目》，现存最早版本为 1814 年刊本，包括单行本与丛书本两个版本，分别是清嘉庆十九年甲戌（1814）南城曾氏忠恕堂刻本与《曾氏医书四种》之清嘉庆十九年甲戌（1814）南城曾氏忠恕堂刻本。据考浙江大学图书馆医学分馆的忠恕堂单行本与南京图书馆的忠恕堂丛书本，两种版本虽形式不同，但内容、版式、字体均同。版本特征均为四周双边，白口，单鱼尾，9列20字。正文之前有《李濒湖脉学原序》与《医宗备要序》（草体）两篇序言。牌记中均刻有"嘉庆甲戌复刊"字样，为复刊本，但据笔者考证，未见首刊本。

其次为1869年刊本，1869年有两种刊本，分别为清同治己巳（1869）湖北崇文书局刻本与清同治八年己巳（1869）李光明庄状元阁刻本。此两种版本虽成书年代相同，但版式、字体相差甚殊。清同治己巳（1869）湖北崇文书局刻本：牌记刻有"同治八年楚北崇文书局开雕"，四周双边，白口，单鱼尾，12列21字。目录前无《李濒湖脉学原序》与《医宗备要序》，但有另外一序，序文落款为"同治己巳中秋浙西何国琛序"，且该序为草体。清同治八年己巳（1869）李光明庄状元阁刻本：此本开篇有一草体小序，介绍李光明状元阁本的校勘刊刻过程，此序为其他诸本所无。牌记刊有"状元阁印 医宗备要"，此后同样有落款为"同治己巳中秋浙西何国琛序"的序文一篇，但与崇文书局本不同，该序文字体更工整。正文版式与前两个版本亦不同，为左右双边，白口，单鱼尾，11列22字。

此外据《中国中医古籍总目》,《医宗备要》还有清同治八年己巳（1869）刻本、清同治刻本、清光绪元年乙亥（1875）湖北崇文书局刻本、1912 年湖北官书处刻本 4 种版本，但版式内容均与清同治己巳湖北崇文书局本同。

在校注过程中，笔者先后查阅了《中国中医古籍总目》《中国历代医家传录》《中国医籍通考》等中医古籍版本和提要性著作，获取了作者生平信息，掌握了《医宗备要》的版本情况。先后于浙江省中医药研究院古籍图书馆、浙江大学图书馆医学分馆、上海中医药大学图书馆、南京图书馆、中国中医科学院图书馆、首都图书馆调研了多种版本，获得了丰富的版本信息。在文字校勘方面，诸版本所载《医宗备要序》字体为草体，多处辨识不详，其间得到了浙江省中医药研究院盛增秀老先生、陆拯老先生、山东中医药大学刘更生教授的悉心指导，在此表示衷心感谢。

### 三、著作内容与学术影响考评

全书分上、中、下三卷。开篇阐述了中医脉学理论与诊脉要领，卷上引《濒湖脉学》脉理之精要；卷中以《四言举要》为纲领，详论脉理并诸脉所主病证，及各病辨脉论证之法；卷下以问答的形式对伤寒五法详加论述，并引述五运六气及五味补泻理论。

其学术特点主要体现为"治病定症务在诊脉为主"的诊断方法。曾鼎推崇脉诊，首先在《医宗备要》自序中即提出"切乃医之所最重"的观点，认为《濒湖脉学》词简法备，洵足为医学指南；其次，开篇即言"治病定症务在诊脉为主论"，提出"医之法尤必以脉为主，非脉无以为断"的观点，诊病首推脉诊。古云神圣工巧，切则为巧，曾鼎敢于提出"治病定症务在诊脉为主"的思想，体现出其创新、果敢的精神。在脉证取舍中提出"病重脉轻者，虽重作轻；脉与病俱重者，务宜斟酌。脉病人不病者，一病无救；人病脉不病者，非真病也"的观点，认为证宜从脉，病之轻重皆以脉断。

在脉诊学习上，曾鼎提出"欲究明脉理，必先从《内经》参透阴阳，分清至数，因而积年累月，练定指尖，庶几心手相应"。认为脉诊学习须深究《内经》，循序渐进，卷中针对《四言举要》的详细阐述中也处处透露着《内经》要旨。

曾鼎精于妇科，对妇科脉颇有心得，认为除胎前产后脉外，妇科脉仍有别于男子脉，如"男左宜洪，右宜弱，主大利；女右宜洪，左宜弱，主大利。男主气，女主血""男女之脉惟尺有异耳，何者？男子尺脉常不足，女子尺脉常盛满，以男主阳、女主阴之故也。若尺脉相反，男主精不足，则相火偏旺；女子血不足，则经水不调"等。

曾鼎精于脉学但并不拘于脉学，《医宗备要》卷三在引述运气外，其以"发、解、和、攻、救"五种治则为纲，以六经传变和直中理论为辨证基础，针对临床常见症状的发病机理及治法方药的选择也颇有心得。

　　《医宗备要》对脉理、脉法、妇人脉分析透彻，虽引述多位前贤之作，其中也不乏矛盾费解之处，如在《妇人脉不同治》一篇中引述："左手寸脉洪主心中有怒气，关脉洪主心中有冷气，尺脉洪主不孤眠。左手脉数大主孕有思，尺脉小如线主作胀。右手寸脉洪主上焦有火，咳嗽、痰多、发热；关脉洪主冷气作痛；尺脉洪主有孕，尺脉小主子宫冷。两手一般洪缓而利主寿高。六脉俱小如线主胃弱、腰痛、脑晕、血败。"认为妇科脉寸关尺弦洪细弱所主病证与男子不同，在卷中却又认为"男女之脉惟尺有异耳"，令人深思。但瑕不掩瑜，本著作的学术成就，尤其在脉学上的造诣，对后世产生了积极的影响，厥功甚伟。

# 总 书 目

卫生编

袖珍方

仁术便览

古方汇精

圣济总录

众妙仙方

李氏医鉴

医方丛话

医方约说

医方便览

乾坤生意

悬袖便方

救急易方

程氏释方

集古良方

摄生总论

辨症良方

活人心法（朱权）

卫生家宝方

寿世简便集

医方大成论

医方考绳愆

鸡峰普济方

饲鹤亭集方

临症经验方

思济堂方书

济世碎金方

揣摩有得集

亟斋急应奇方

乾坤生意秘韫

简易普济良方

内外验方秘传

名方类证医书大全

新编南北经验医方大成

## 临证综合

医级

医悟

丹台玉案

玉机辨症

古今医诗

本草权度

弄丸心法

医林绳墨

医学碎金

医学粹精

医宗备要

医宗宝镜

医宗撮精

医经小学

医垒元戎

医家四要

证治要义

松厓医径

扁鹊心书

素仙简要

慎斋遗书

折肱漫录

丹溪心法附余